우리가 몰랐던

유전자 조작 식품의 비밀

우리가 몰랐던

유전자 조작 식품의 비밀

후나세 슌스케 지음
고선윤 옮김 | 김달래 · 김수현 추천

중앙생활사

유전자 조작 식품 절대로 먹으면 안 된다!

무르지 않는 토마토, 전갈 유전자를 삽입한 맹독 양배추, 두 배 속도로 성장하는 괴물 연어, 털이 없는 벌거숭이 닭, 사람의 젖을 만드는 젖소, 항암제가 되는 신기한 달걀, 빛을 내는 형광 돼지.

이런 끔찍한 농작물이나 가축이 이미 만들어졌다는 사실을 여러분은 알고 계십니까? 이것들은 사실 모두 유전자 조작으로 창조한 생명입니다. 더욱 놀라운 것은 그 일부가 이미 우리 식탁을 침범했다는 사실입니다.

지금 인류의 '먹거리'는 중대한 시점을 맞이했습니다. 예전에 제가 공동집필한 《사면 안 된다(買ってはいけない)》는 약 250만 부나 팔리는 베스트셀러가 되어 큰 반응을 불러일으켰습니다. 그리고 10년이 지난 지금 새로운 '먹거리 위기의 시대'를 맞이했습니다.

바로 유전자 조작으로 만든 인공적인 '몬스터 식품'의 침략 때문입니다. 이런 무서운 사실은 바다 건너 먼 곳의 이야기가 아닙니다. 일본도 예외가 아닙니다. 미국은 일본에게 TPP(환태평양 경제 동반자 협정)에 참여할 것을 강요하고 있습니다. 이 협정은 일본의 산업, 건강, 환경을 보호하는 모든 규제를 파괴합니다. 이 규제가 모두 파괴되는 날에는 앞에서 제시한 몬스터 식품이 일본 시장에 유입될 가능성이 큽니다.

유전자 조작 이권의 90퍼센트는 미국에 본거지를 둔 다국적기업 몬산토사(Monsanto Company)가 장악하고 있습니다. 몬산토사의 배경에는 권력자 록펠러 재벌이 군림하고 있습니다. 게다가 TPP 참가를 선도하는 일본 경제단체 연합회의 요네쿠라 히로마사 회장은 스미토모 화학(住友化学)의 회장입니다. 이 회사는 몬산토사와 제휴를 맺고 오랫동안 협력 관계를 유지하고 있습니다. 일본을 망치려는 검은 유착 구조가 보입니다.

그런데 대부분의 사람은 이런 사실을 모르고 있습니다. 왜냐하면 신문, 텔레비전 등 매스컴이 이 사실을 전혀 전하지 않기 때문입니다. 나는 더 이상 침묵할 수 없습니다. 거대한 어둠의 세력은 씨앗, 농업, 식량을 지배하여 최종적으로는 지구 지배를 꾀하고 있습니다. 몬스터 식품의 실태를 밝히는 것은 그들의 실태를 밝히는 것이기도 합니다.

'부자연스러운 행동'의 끝은 '부자연스러운 결말'입니다. 인류는 미래의 나아갈 길을 잘못 선택해서는 안 됩니다.

후나세 슌스케

차례

2장 거대한 이익을 탐하는 몬스터 기업, 암흑의 몬산토

3장 식량 전쟁은 이미 시작되었다

4장 식품 공장이 만든 끔찍한 괴물들

5장 무르지 않는 토마토와 공포의 전갈 유전자 양배추

6장 두 배 속도로 성장하는 연어와 깃털이 없는 닭

8장 몬스터가 속속 출현, 악몽의 미래가 바로 눈앞

9장 지금이야말로 세뇌에서 깨어나야 할 때

1장

킹콘이 세계를 지배한다!

실험용 쥐 몸에 암 종양이 발생

다음 페이지를 넘기면 당신은 놀라운 사진을 한 장 볼 것이다. 실험용 쥐의 신체 일부가 약간 볼록하고 여기저기에 골프공 크기의 혹이 보인다. 이 혹은 '암 종양'이다. 유전자 조작 식품을 2년 동안 쥐에게 먹인 결과 종양이 여러 곳에 나타났다.

이런 놀라운 보고는 영국의 오래된 대중지 〈데일리 메일〉(2012년 9월 19일)에 실렸다. 이 실험은 프랑스 칸 대학의 연구 팀이 진행한 것으로 실험용 쥐에게 먹인 것은 현재 전 세계에서 가장 많이 팔리고 있는 유전자 조작 옥수수다. 연구팀은 실험 결과 '유전자 조작 식품은 각종 종양이나 장기 부전을 일으킨다'며 경종을 울렸다. 영국의 분자생물학자 미카엘 안토니오 박사는 실험 결과를 다음처럼 평가했다.

"이상하게도 종양이 일찍 나타나고 공격적으로 성장합니다."

그는 암컷에 나타난 심각한 건강 피해를 지적했다. 200마리 중 50~80퍼센트의 실험용 쥐에서 종양이 생긴 것을 보고 "심각한 결과에 충격을 받았습니다"라고 심정을 토로했다. 또한, 생물학자이며 영국 임페리얼 대학의 교수인 무스타파 박사도 이렇게 말한다.

"이 실험 결과는 놀랍다고밖에 표현할 길이 없습니다. 우리 몸은 자신이 먹은 음식물로 이루어집니다. 이 결과는 음식물이 우리의 유전자에도 영향을 끼친다는 사실을 증명합니다."

실험 결과는 제3의 과학자들이 재차 자세히 조사하여 '실험은 적절하게 이루어졌다', '결과는 평가하기에 적합하다'는 평가를 받았다.

프랑스 정부는 이 보고를 받고 즉시 보건 위생 당국에 조사를 요청했다. 또 각 청사의 장관은 공동성명을 통해 '조사 결과에 따라 문제가 된 옥수수의 유럽 수입을 긴급 중지하고 필요한 조처를 하도록 EU(유럽연합) 당국에 요청한다'고 발표했다. 지금까지 EU에서는 유전자 조작 농작물에 대해서 '수입은 허가, 재배는 금지'한다는 원칙이 있었다. 그러나 이 실험 결과에 따라서 EU 내에서 유전자 조작 옥수수 취급 자체를 금지할 가능성도 생겼다.

어용학자들의 추태

한편 어용학자들도 가만히 있지 않았다. 영국의 농업생명공학 위원회의 줄리안 리틀 박사는 유전자 조작 옹호 입장에서 '유전자 조작 식품은 안전하다'고 주장하고 '업계는 생명공학 식품이나 사료에 충분한 배려를 하고 있다'고 강조했다. 그러나 이것은 실험 결과에 대한 논평이라고 할 수 없다.

세포 생물학자인 영국 에든버러 대학의 앤서니 트레와바스 교수는 이 실험 방법 자체에 의문을 던졌다.

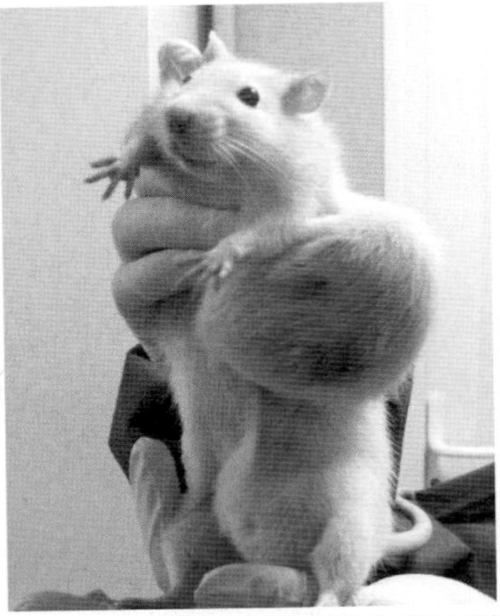

출처 : 〈Mail Online〉 2012년 9월 19일

"실험용 쥐 200마리는 너무 적으므로 의미 있는 결론을 끌어내기 어렵다."

과학적 반론이라고 할 수 없다. 몇 마리가 타당한지 말하지 않았기 때문이다.

"솔직히 말해서 암이 불규칙하게 발생한 것으로밖에 보이지 않는다."

단순히 자신의 느낌을 말했을 뿐 반론이 될 수는 없다.

트레와바스 교수는 이 실험을 지휘한 분자 생물학자 질 에릭 세라리니 교수를 공격했다.

"그는 원래 유전자 조작 반대론자다. 이 실험은 유전자 조작 기술이 얼마나 안전한가를 엄밀하게 조사하지 않고 실시한 것이다."

이런 감정적인 개인 공격은 공교롭게도 자신의 정체를 뚜렷하게 밝힐 뿐이다.

38명의 사망자가 나온 트립토판 사건

유전자 조작을 추진하는 대기업, 과학자, 정부는 지금까지 '유전자 조작 식품은 안전하다'고 주장했다. '주요 성분이 같으니 이전의 농작물과 본질적으로 다를 바 없다'는 것이 그들의 주장이다. 이런 논법을 '실질적 동등성'이라 한다. '따라서 안정성을 논의하는 것 자체가 무의미하다'면서 다른 의견을 주장하는 사람을 강하게 밀어냈다.

일본에서도 '의식 있는 자'라고 불리는 사람들이 유전자 조작 추진 세력에 협력했다. 그들은 '유전자 조작 식품을 반대하는 사람은 비과학적이고 감정적이다'라면서 반대파를 경멸했다. 평론가 다치바나 다카시가 대표 인물로 그는 이렇게 공언한다.

"유전자 조작 식품은 안전하다. 나는 자신해서 적극적으로 먹는다."

그러나 실험 결과를 보면 유전자 조작 식품은 전혀 안전하지 않다. 유전자 조작을 불안하게 생각하는 사람은 결코 감정적인 이유로 반대하는 것이 아니다. 타당한 근거를 바탕으로 반대한다. 근거는 다음과 같다.

첫째, 유전자 조작 과정에서 '미지의 독성 물질'이 발생할 우려가 있다. 유전자 조작은 미지의 생물을 만들고, 미지의 생물은 미지의 독성을 생성할 가능성이 있다. 인류는 이미 이 비극을 맛보았다. 바로 유명한 '트립토판 사건'이다. 1988년 말부터 1989년 6월에 걸쳐 미국에서 발생한 사건으로 일본의 화학공업 회사 쇼와덴코(昭和電工)사가 유전자를 조작해서 필수 아미노산 '트립토판'을 생성하여 다이어트 식품으로 판매했다. 이 식품을 먹은 사람 중 이상 증상을 호소하는 사람이 속출했다. 혈중 호산구가 이상 증식해서 근육통과 발진 증상이 나타났다. 38명이 사망하고 약 1,500명이 피해를 당한 대참사였다. 피해자의 소송은 2,000건에 달했고, 쇼와덴코사는 제조 책임을 지고 배상했다. 유전자 조작으로 변이한 미생물이 맹독 단백질을 생성한 것이 원인이었다. 그야말로 미지의 생물이 미지의 독물을 만든 것이다.

여기서 과감히 두려워하지 않고 말한다면 이 사건은 불행 중 다행이다. 생성된 독물이 치사성 '맹독'이었기에 계속 사망 피해자가 나와서 즉시 독물을 특정할 수 있었다. 만약 이것이 급성 독이 아니라 만성 독이었다면 상황은 달라졌을 것이다. 독이 서서히 인체에 파고들어 인과관계를 특정하기 매우 어려웠을 것이다.

'트립토판 사건 이외에도 이미 많은 유전자 조작 식품의 보이지 않는 독물이 인류를 해치고 있는 것은 아닐까?'

유전자 조작 식품을 반대하는 사람들의 공통된 마음이다.

위의 쥐 실험은 2년에 걸쳐서 이루어졌다. 그러나 2009년 EU 식품 안전 기관이 실시한 '안전 테스트'는 단 90일 만에 끝났다. 이때 '기존 품종과 같은 안전성'이라는 결론을 내렸다. 반대파의 불안이 적중한 것이다. 만성 독이 눈에 보이지 않는 모양으로 서서히 우리 몸을 파고든다. 공포의 현실은 거대한 종양으로 실험용 쥐의 몸에 나타난 것이다.

몬산토사의 정체와 흑막의 록펠러

실험에 사용한 '세계에서 가장 많이 팔리는 유전자 조작 옥수수'란 바로 '킹콘(King Corn)'을 말한다. 미국 농지는 지금 킹콘으로 뒤덮여 있다. 킹콘은 세계에서 가장 많이 재배하고 있는 유전자 조작 식품이다.

"킹콩이라고?"

이렇게 잘못 알아듣는 사람도 있을 것이다. 이것도 정답에 가깝다. 그 무엇과도 비교할 수 없는 '괴물 옥수수'이기 때문이다. 우리가 떠올리는 옥수수는 삶아서 먹는 달고 맛난 여름의 먹거리다. 이것은 '스위트 콘'이라는 품종으로 식용 옥수수다. 그러나 주로 사료, 가공, 연료로 사용하는 킹콘이라는 품종은 스위트 콘과는 다르다.

이것을 개발한 곳은 유명한 거대 바이오 화학 회사 '몬산토'다. 몬산토사는 미국 미주리 주에 본사를 둔 다국적기업으로 1901년 존 프랜시스 퀴니가 창업했으며 회사명은 그의 처 올가 몬산토에서 유래했다. 몬산토는 농업 전반에 걸친 사업을 한다. 제초제,

살충제 그리고 농작물의 씨앗 등을 제조한다. 현재 종업원 수는 약 2만 1,400명(2010년)이나 된다.

이 회사의 정체를 한마디로 말한다면 '바이오 화학 몬스터'라 할 수 있다. 최신 생물학과 화학을 이용해서 전 세계로부터 막대한 이익을 얻는 괴물 기업이다. 2005년 매상은 62억 달러였던 것이 2008년에는 110억 달러로 3년 만에 두 배 가까이 성장했다. 그리고 이해 미국 〈비즈니스 위크〉지가 선정한 '세계에서 가장 영향력 있는 10대 기업'에 선정됐다. 몬산토사가 거대한 이익을 얻는 기반은 바로 유전자 조작 기술이다. 유전자 조작 농작물을 거의 독점하고 있으며 세계 씨앗 시장에서 90퍼센트의 점유율을 차지하고 있다. 유전자 조작 비즈니스는 몬산토사의 독무대라고 할 수 있다.

그리고 잊으면 안 되는 것은 몬산토사는 록펠러 재벌의 자회사라는 사실이다. 흑막은 바로 록펠러이다. 록펠러 재벌은 미국을 완전히 지배하고 있다고 해도 과언이 아닌 거대 재벌이다. 그래서 미국 내에서 유전자 조작 식품의 안전성 테스트는 금지된 것이나 마찬가지고 표시 의무조차 없다. 이것이 록펠러 암흑의 힘이다. 쥐 실험을 한 것도 프랑스 과학자팀인 이유를 알 것 같다. (몬산토사 프랑스법인은 취재에 대해서 '현시점에서는 노코멘트'라고 답변했고 지금도 변함없이 노코멘트다.)

전 세계 유전자 조작 농작물의 재배 면적

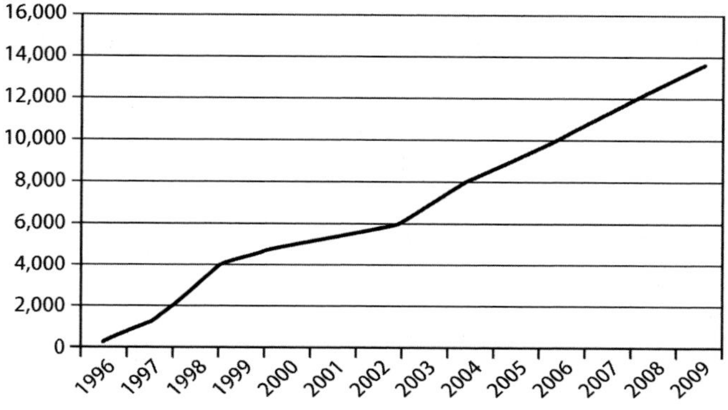

출처 : '국제 AgriBio 사업단' 홈페이지

세계를 지배하는 킹콘이란?

킹콘은 평범한 옥수수가 아니다. 놀라운 특징이 몇 가지 있는데 자세히 살펴보자.

첫 번째, 킹콘이 '몬스터'가 되는 이유는 해충이 달려들지 않기 때문이다. 왜 벌레가 달려들지 않을까? 이유는 벌레가 먹으면 죽도록 유전자를 조작하기 때문이다.

"벌레가 달려들지 않으니 농약을 뿌릴 필요가 없습니다"라고 몬산토사는 말하지만 사실은 벌레를 죽이는 독소를 가진 '유독 옥수수'라는 사실을 인정하는 말이다.

두 번째, 몬산토사가 독자적으로 개발한 제초제에 내성이 있다. 제초제 상품명은 '라운드업'으로 주성분인 '글리포사트(Glyphosate)'에 내성이 생기도록 유전자를 조작했다. 이 제초제를 뿌리면 잡초는 바로 죽지만 킹콘은 전혀 영향을 받지 않는다. 이렇게 몬산토사는 킹콘의 씨앗을 팔아서 돈을 벌고, 제초제를 팔아서 또 돈을 버는 구조를 만들었다. 이중으로 이익을 얻을 수 있는 구조다. 이런 이중 이익으로 회사는 세력을 확대하여 전 세계 유전자 조작 농작물 90퍼센트 이상의 생명 특허를 독점했다.

세 번째, 놀라운 수확량이다. 100년 전과 비교하면 다섯 배나 많은 수확량을 올리고 있다. 킹콘을 많이 심는 가장 큰 이유가 바로 이것이다. 농가에서 단위면적당 수확량이 비약적으로 늘어나는 것은 매우 매력적인 일이다. 많은 수확량을 얻기 위해서는 석유로 만드는 암모니아 계열 화학비료를 대량 투여해야 한다. 킹콘 성장의 근원은 '석유'다. 사람들은 '석유가 세계를 지배한다'고 하지만 이제 석유는 옥수수를 통해서 '세계를 지배한다'고도 할 수 있다.

네 번째, 뱉고 싶을 정도로 맛이 없다. 해충이 접근하지 못하도록 스스로 독물을 생성하게 만들었으니 당연한 일이다. 우리가 먹는 옥수수와는 맛이 전혀 다르다.

다섯 번째, 식용이 아니라는 점이다. 절대로 원래 모양대로 소비자의 입에 들어가지 않는다. 용도는 주로 사료, 가공, 연료지만 이 '독을 가진 옥수수'는 소, 돼지, 닭 등의 육류, 생선, 우유, 달

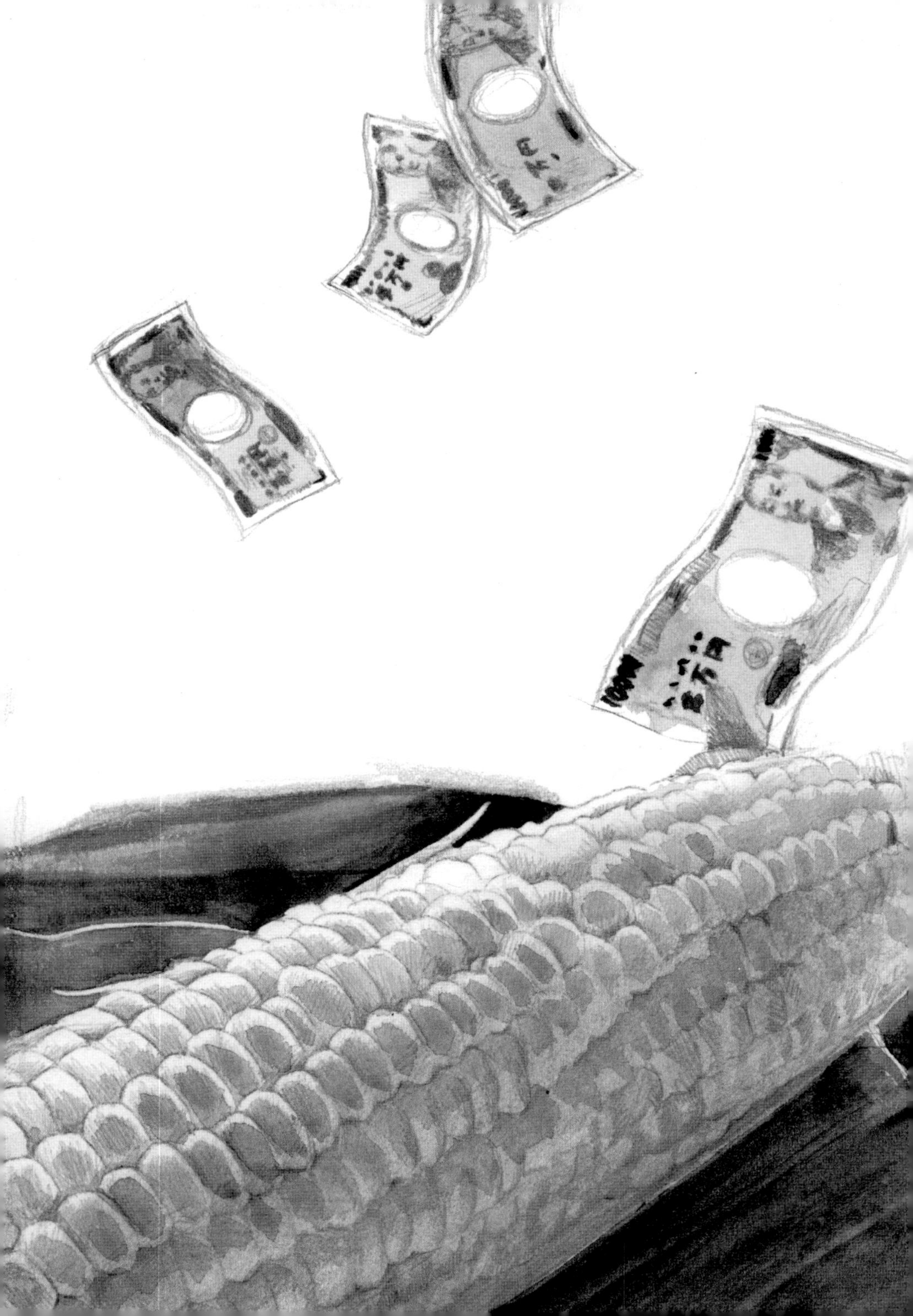

걀 또는 가공식품이나 의약품을 통해서 우리의 입으로 들어온다. 예를 들어 장어 덮밥을 먹었다면 킹콘을 간접적으로 먹었을지도 모른다. 양식 배합사료에는 유전자 조작 농작물이 잔뜩 들어 있기 때문이다. 콜라 등 탄산음료의 단맛이나 아이스커피 등에 들어가는 시럽에도 킹콘이 들어 있을 가능성이 높다. 왜냐하면, 어느 것이나 옥수수로 만드는 '콘 시럽'이 들어가기 때문이다. 이미 킹콘은 모든 식품의 원료가 되었다고 생각하는 것이 맞다. 현대 인류는 어느새 킹콘 속에 풍덩 빠져 있을 가능성이 높다.

여섯 번째, 킹콘의 대량 증식은 미국 정부의 '국책'이라는 점이다. 어떻게 이렇게까지 폭발적으로 킹콘의 생산량을 늘릴 수 있었을까? 미국 정부의 두터운 원조가 있었기 때문이다. 이른바 보조금(세금) 작용이다. 농민은 킹콘을 심어서 수확하면 할수록 보조금을 얻을 수 있다. 실로 교묘한 구조로 보조금 없이는 아무리 킹콘을 재배해도 적자라는 이야기도 있다.

그렇다면 미국 정부는 왜 이토록 킹콘의 편을 들까? 답은 간단하다. 몬산토사를 지배하는 록펠러 재벌의 압력 때문이다.

임산부의 93퍼센트에서 유독 성분을 검출

다시 쥐 실험으로 돌아가 보자. 킹콘을 먹은 실험용 쥐의 몸에 거대한 종양이 발생했다. 원인은 무엇일까?

첫 번째, 유전자 조작 과정에서 킹콘 자체에 발암물질이 생성되었을 가능성을 생각할 수 있다. 앞에서 소개한 트립토판 사건 같은 메커니즘이다. 그런데 유추할 수 있는 범인은 그것만이 아니다.

두 번째, 해충을 죽이는 유독 성분(Cry1Ab 단백질)이 실험용 쥐의 몸에도 영향을 미쳤을 가능성이 있다. 몬산토사는 지금까지 다음처럼 주장했다.

"살충 성분은 장에서 분해해서 체외로 배설하므로 인체에는 해가 없습니다."

2011년 캐나다 셔브룩 대학 병원의 조사를 따르면 임산부의 93퍼센트, 태아의 80퍼센트에서 킹콘의 유독 성분이 검출되었다. 임신하지 않은 여성의 69퍼센트에서도 유독 성분이 검출되었다. 몬산토사의 설명은 거짓이다. 현대 미국인은 유전자 조작 옥수수의 살충 독소에 오염되어 있다.

라운드업의 시작은 베트남 전쟁의 고엽제

세 번째, 제초제 '라운드업'이 남아 있어 암이 되었다고도 생각할 수 있다. 킹콘은 제초제를 통해 오염된 수분을 흡수하여 성장한다. 당연히 킹콘 자체도 유독 제초제에 오염된다.

네 번째, 킹콘에서 발생한 독물과 라운드업의 독성이 만나 상승 작용했을 가능성도 부정할 수 없다.

킹콘에는 위험성이 이중으로 숨겨져 있다. 실제로 실험을 지휘한 세라리니 교수도 조사 결과에 놀라움을 금치 못하고 다음과 같이 경종을 울렸다.

"킹콘과 라운드업이 내분비 교란 작용을 일으키는 것일지도 모릅니다."

상승작용으로 미지의 내분비 교란물질(환경호르몬)이 생성되어 종양이 발생한다는 것이다.

몬산토사가 개발한 제초제 라운드업의 악명은 베트남 전쟁으로까지 거슬러 올라간다. 당시 남베트남 해방민족전선의 게릴라는 미국군에 저항하기 위해서 정글 속으로 숨었다. 이때 정글을 말려 죽이기 위해서 폭격기로 '오렌지제'라는 고엽제를 대량 살포했다. 살포한 고엽제의 총량은 무려 5,000만 톤으로 유독 성분이 강한 다이옥신도 포함되어 있었다. 1970년 이후 베트남 국민 사이에서는 고엽제 탓에 유산, 기형, 피부 질환 등이 생겼다. 게다가 당시 현지에 있었던 많은 미국 병사에게도 암이 발생하는 등 큰 피해가 있었다.

고엽제야말로 '라운드업'의 시작이다. 많은 사람에게 피해를 준 악마의 고엽제가 베트남 전쟁 후 변신을 거듭한 몬산토사의 주력 상품 '라운드업'으로 되살아난 것이다.

결함으로 가득한 안전성 심사

이토록 위험한 농작물을 왜 지금도 방목하는지 의문을 갖는 독자도 많을 것이다. 현재 국제적으로 실시하고 있는 유전자 조작 식품의 안전성 심사가 너무 허술하기 때문이다. 반대파 시민과 연구자는 소리 높여 '유전자 조작 식품에는 엄격한 안전 기준이 존재하지 않는다'고 주장한다.

현행 안전성 심사는 결함으로 가득하다. 무엇이 문제인지 구체적으로 알아보자.

① 심사를 개발자가 직접 한다. – 테스트 해답을 스스로 채점!

② 심사는 임의로 한다. – 하지 않아도 OK, 법률에 따른 강제력이 없다.

③ 허가는 신청자의 제출서류만으로 결정한다. – 불리한 데이터는 제출하지 않는다.

④ 유전자 조작 농작물의 섭취 실험은 면제했다. – 안전성의 증명이 없다.

⑤ 급성 독 판정만 한다. – 장기적인 만성 독 판정은 면제한다.

과연 이런 심사로 안전성을 확인할 수 있을까?

추진파 vs 반대파의 쟁점

유전자 조작 추진파와 반대파의 주장을 비교 정리하면 다음과 같다. 먼저 유전자 조작 추진파의 말을 들어보자.

① 유전자 조작 농작물이나 동물은 어떤 특질을 가지도록 유전자를 조작한 것이다.
② 이는 품종개량 같은 현상에 불과하다.
③ 방법은 달라도 기존 품종개량의 연장이다.
④ 종을 넘어서 다른 생물에 유전자를 도입할 수 있다.
⑤ 생물 개량의 범위를 크게 확대할 수 있다.
⑥ 식품은 물론 바이오 플라스틱, 의약품 등의 생산에도 이용할 수 있다.
⑦ 목적을 지닌 특징을 짧은 시간에 부여할 수 있으므로 섬세한 개량이 가능하다.
⑧ 특질이 분명한 유전자를 데이터가 축적된 농작물이나 동물에 삽입한다.
⑨ 예상 밖의 특질을 가진 개체가 출현할 가능성은 거의 없다.
⑩ 예상 밖의 개체가 만들어져도 안전성 심사로 배제할 수 있다.
⑪ 유전자 조작이 원인이라고 판결된 사고는 지금까지 보고된 바가 없다.

⑫ 유전자 조작 농작물이나 동물은 자연의 것과 같다.

다음은 유전자 조작 반대파의 주장이다.

① 유전자 '채취'나 '합성'은 가능해도 '삽입'은 제어할 수 없다.
② 농작물이나 동물의 세포에 유전자를 잠입시키기 때문이다.
③ 유전자가 염색체 어디에 얼마나 들어가는지는 우연이다.
④ 원래의 유전정보를 어떻게 변화시키는지 명확하지 않은 점이 많다.
⑤ 우연의 결과이므로 같은 농작물이나 동물의 유전자를 준비해도 두 번 다시 같은 것을 만들 수 없다.
⑥ '재현성'이 없다. 기술이란 재현성과 제어 기능이 철칙이다.
⑦ 농작물이나 동물의 유전 정보와 염색체의 유전자 지도가 대개 불명확하다.
⑧ 유전자 조작 생물이 야생화하면 계속 증식해서 제어 불가능하다.
⑨ 유전자 조작 농작물의 독성에 따른 피해 보고가 속출하고 있다.
⑩ 이미 비참한 사고가 발생했다. (트립토판 사건으로 38명 사망)
⑪ 유전자 구조가 변했으므로 천연 생물과는 다르다.
⑫ 안정성 심사에서 심사는 임의, 제3자 실험 없음, 섭취 시험 면제, 만성 독성 무시 등으로 매우 허술하다.

이상 양쪽의 주장을 비교하면 추진파의 논법이 어불성설이라는 사실을 알 수 있다. 특히 많은 사망자가 나오고 손해배상 지급 명령 판결까지 받은 트립토판 사건이 있는데도 눈 하나 깜짝 않고 사고가 '없다'라고 단언하는 뻔뻔스러움에 기가 막힌다.

전 세계에서 들려오는 피해 보고

쥐 실험 이외에도 유독성을 뒷받침할만한 보고는 이미 전 세계에서 속속히 들려오고 있다.

'유전자 조작 감자를 먹고 자란 실험용 쥐의 성장 장애.' : 영국 로웨트 연구소의 아파드 푸스타이 박사에 따르면 유전자 조작 감자를 먹고 자란 실험용 쥐에서 발육부전, 면역 저하 등의 증상을 확인했다고 한다. 이 감자에는 다른 식물에서 추출한 '렉틴'이라는 살충 성분을 만들어내는 유전자를 삽입했다. 유전자 조작을 하지 않은 감자를 먹은 실험용 쥐는 증상이 나타나지 않았다. 따라서 유전자 조작으로 '유독 감자'로 변신한 것이 분명하다.

'유전자 조작 옥수수로 해충이 아닌 나비 유충이 죽었다.' : 미국 코넬 대학의 존 E. 로제이 조교수의 연구에서 살충 성분을 도입한 BT(해충 저항성) 옥수수가 해충이 아닌 나비에도 피해를 미친다고 판명했다. BT 옥수수의 꽃가루를 아스클레피아스(금관화)

식물의 잎에 뿌리고 황제나비의 유충에게 먹이자 4일 만에 유충의 44퍼센트가 죽었다. 살아남은 유충도 발육부전이었다. 유전자 조작 옥수수는 꽃가루까지 맹독성을 지닌다.

몬산토사는 BT 옥수수가 '해충만 죽이도록 유전자를 조작했다', '다른 생물에는 영향을 미치지 않는다'고 했다. 그러나 이 실험에서 어떤 곤충이라도 죽이는 맹독 옥수수라는 사실이 밝혀졌다. 이것이 사료와 가공식품의 원료로 대량 유통되고 있다니 끔찍하다. 물론 미국의 속국인 일본에도 안전성이 미확인된 유전자 조작 농작물이 유통되고 있다.

이전부터 미국은 일본에 유전자 조작 농작물의 문호 개방을 요구하면서 압력을 가했다. 1996년 11월 일본은 허망하게 굴복하여 유전자 조작 콩을 수입하기 시작했다. 그리고 지금 유전자 조작 농작물이 큰 파도처럼 밀려들어 결국 미국의 '먹거리 식민지'가 되었다. 일본은 종주국 미국이 명령하는 대로 움직이고 있다.

영화를 보면 우리의 미래가 보인다

다큐멘터리 영화 하나를 소개하겠다. 킹콘의 실태를 찍은 영화 《킹콘(King Corn)》(2007년)은 괴물 옥수수가 미국을 석권하고 있는 현실을 고발한다. 제작자는 두 명의 미국 청년으로 소년의 모습이 아직 남아 있는 그들은 놀랍게도 직접 킹콘을 재배한다. 씨앗을 뿌리고 수확하는 과정을 계속 촬영하여 괴물 옥수수가 미국뿐만 아니라 전 세계 인류의 입으로 침입하는 사실을 밝힌다. 그런데 이런 종류의 영화가 가져야 할 심각성은 전혀 보이지 않는다. 그들은 마치 대학 서클 활동처럼 영화를 촬영하고 냉엄한 사실을 담담하게 관중에게 전달한다.

감독인 아론 울프는 대학을 졸업하고 자신의 미래를 고민했다.

"언젠가 우리는 모두 죽는다는 사실을 깨닫자 불안해졌다."

이것은 젊은이가 할 수 있는 평범한 고민이다. 그의 고민은 여기서 그치지 않았다.

"미국 역사상 처음으로 부모보다 수명이 짧아지는 위기가 다가올 것이다."

아론은 그 원인을 알아챘다.

"음식이 문제다!"

그는 친구 커트와 함께 조사를 시작했다. 과학적 증거가 필요했던 두 사람은 버지니아 대학의 스티브 맥코 박사 연구실을 찾았다. 박사는 의자에 앉아서 샌드위치를 먹으면서 설명했다.

"머리카락은 먹은 것을 기록합니다. 이 샌드위치도 내 몸의 일부가 되어 머리카락에 나타납니다."

정밀기기로 아론과 커트의 머리카락을 분석했다. 박사는 분석 결과를 보면서 두 사람에게 이렇게 말했다.

"결론부터 말하자면 너희의 몸은 옥수수로 이루어져 있다."

여기서 말하는 옥수수는 물론 식용 옥수수가 아니라 사료나 가공에 사용하는 킹콘이다. 이어서 세 사람은 슈퍼마켓으로 갔다. 박사가 모든 식품은 킹콘을 함유하고 있다고 설명한다.

"라벨에 '감미료'라고 적힌 것은 고과당 콘 시럽이죠. 돼지고기, 닭고기, 우유도 마찬가지예요. 킹콘을 먹고 자란 가축이 우리 몸에 들어오는 셈이죠."

과자 코너에서도 세 사람은 상품의 원재료 표시를 읽어 본다.

"콘스타치, 콘 밀, 콘 프로테인, 콘 시럽, 고형 콘 시럽, 가수분해 콘 프로테인, 콘 킹 베이컨……."

박사는 손에 상품을 들고 이야기한다.

"미국인의 몸을 분석하면 옥수수가 큰 영향을 미치고 있다는 것을 알 수 있다."

이른바 현대 미국인의 몸은 킹콘으로 이루어져 있다고 할 수 있다.

지배자에게 빼앗긴 미국 농업의 현실

아론과 커트는 아이오와 주에서 농지를 빌려 킹콘 재배에 도전했다. 이론이 아니라 행동으로 실천한 것이다. 아론은 농담을 섞어가면서 말한다.

"나는 동부에서 자랐지만, 중서부를 동경했어요. 아마 옥수수 유전자가 내 안에 있기 때문인지도 모르죠."

그들은 현지 농가 사람들과 금방 친해졌다. 마을 중심부에는 '컨트리 엘리베이터'라는 거대 창고가 있다. 주변에는 많은 양의 옥수수가 높게 쌓여 있고 '엘리베이터 안에 다 들어가지 않아'라고 마을 사람이 말한다. 그들은 먼저 1에이커(약 4,050㎡)의 밭을 빌리고 복잡한 농업 프로그램 공부를 시작했다.

"옥수수 구매가격은 28달러." 선배 농부가 알려주었다.

"누구한테서?"

"미국 정부지."

두 사람은 깜짝 놀랐다.

"조성금 없이 농사를 지으면 손해만 본다."

선배 농부는 이런 조언을 해 주었다. 옥수수를 재배한다는 사실을 정부에 보고하기만 해도 28달러를 받을 수 있다. 더 많이 재배하면 더 많은 돈이 들어온다. 사실 미국 옥수수 재배 농가는 모두 정부의 조성제도를 이용한다.

비로소 킹콘이 미국 땅에 퍼진 이유를 알았다. 정부는 옥수수 생산량을 일정하게 유지하는 정책을 지원하면서 경우에 따라서는 농작의 면적을 줄이기도 했다. 공급을 제한하여 가격을 일정하게 유지하고 농가에게 안정적인 수입을 보증하는 것이다. 하지만 1971년 닉슨 정권 시절 농무부 장관에 취임한 얼 버츠가 제도를 바꿨다.

"미국의 곡물은 '무기'다. 식량은 미국이 가지는 외교상 강력한 수단으로 식량을 자급자족할 수 없는 일본에 특히 유리하다. 일본을 협박하려면 곡물 수출을 중단하면 된다."

그들은 큰소리로 선언했다.

"생산량 조절을 멈추고 확대 노선으로 전환할 때가 왔다!"

그리고 이렇게 말한다.

"이것이 합리적인 방법이다."

이렇게 해서 소규모 농가는 대형 농장에 흡수되고 토마토 밭은 모두 옥수수 밭으로 바뀌었다.

"작은 밭의 농가는 밀려나고 대형 농장은 더욱 커졌어요."

영화에 등장하는 한 농가의 부인은 슬프게 말한다.

"나라가 대형 농장에 큰돈을 주니 계속 커지는 거죠."

화학비료와 제초제가 괴물을 키운다

3월이 되자 아론과 커트는 화학비료 업자를 찾았다.

"많은 수확을 원한다면 '영양'이 필요하다. 이 비료를 사용하면 1에이커당 5,000킬로그램 이상을 수확할 수 있다."

화학비료 '무수암모니아'를 밭에 뿌리면서 아론은 생각했다.

'이걸 뿌리면 증조부 밭의 옥수수도 네 배는 더 수확할 수 있겠

다…….'

캘리포니아 대학의 마이클 폴런 박사는 이렇게 말한다.

"최근 20년 동안 옥수수는 산업이 되었다. 목표는 단 하나, 생산량을 높이는 것이다. 1에이커에서 5.4톤이라니! 놀라운 양이다."

6월은 제초의 계절이지만 풀을 뽑을 필요가 없다. 킹콘은 특정 제초제에 견디는 유전자가 조작되어 있어서 그 제초제를 뿌리면 잡초만 없앨 수 있다. 제초제는 물론 몬산토사의 '라운드업'이다. 그러나 선배 농부는 제초제를 설명해 주지 않는다.

"다른 제초제를 사용하면 옥수수도 죽으니 주의해야 한다." 이렇게 조언할 뿐이다.

8월 밭에서 얻은 옥수수를 시식하고 얼굴을 찌푸렸다.

"이게 무슨 맛이야!" 손바닥에 내뱉었다.

"마치 지저깨비 같아요." 실망하고 일어서는 두 사람이다.

"이건 식용이 아니니까." 폴런 박사는 어깨를 움츠린다.

"우리는 자급자족도 할 수 없네요."

미국산 쇠고기는 독과 지방 덩어리

두 사람은 옥수수의 행선지를 조사하기로 했다. 킹콘의 32퍼센트는 수출용과 연료용으로 지구 전체로 퍼져 나간다. 일본도 예외가 아니라서 사료용 킹콘을 대량 수입하고 있다. 50퍼센트는 미국 국내에서 사료로 만들고 옥수수를 목초 대체 사료로 사용한다. 영화에서는 한 목장 경영자가 이런 말을 한다.

"소에게 옥수수를 먹이면 안 됩니다. 위궤양의 원인이 됩니다."

아이오와 대학의 앨런 트랭클 박사도 이렇게 말한다.

"100년 전 소는 목초와 건초를 먹고 살았습니다. 곡물을 전혀 먹지 않았는데 지금은 먹이의 90퍼센트 이상이 곡물입니다."

문제는 소의 먹이로 곡물인 옥수수가 적합하지 않다는 것이다.

"대량의 옥수수는 위산 과다의 원인이 됩니다. 체내의 페하지수(pH)가 산성으로 기울고 소는 병에 걸립니다. 이것을 산독증이라고 하며 치료하지 않으면 죽습니다."

그래서 먹이에 항생물질을 섞는다. 미국의 항생물질은 놀랍게도 70퍼센트가 가축용이라고 한다. 옥수수 사료와 항생물질은 소의 사육 방법도 바꾸었다. 외양간에서 밀집 사육도 가능해졌다. 트랭클 박사는 이어서 말한다.

"옥수수는 잘 자라고, 효율이 높은데도 싸고 칼로리가 높은 먹이입니다. 하지만 많은 사람이 좁은 외양간 사육에 의문을 갖고 있습니다. 경제성만 생각한 처사입니다."

"외양간은 소를 비만으로 키웁니다."

이렇게 비판하는 것은 콜로라도 대학의 로렌 코딘 박사다.

"근육조직이 마치 지방처럼 변했습니다. 야생동물의 근육과는 거리가 멉니다. 비만인 소의 T본 스테이크는 포화 지방을 9그램이나 함유하고 있습니다. 보통 목장에서 자란 소는 1.3그램에 불과합니다. 햄버거 속의 고기는 고기로 보이지만 대부분 지방이며 칼로리의 65퍼센트는 지방입니다."

앨런은 이렇게 말한다.

"지금 30세 이하의 미국인은 이런 고기를 먹고 자랐을 거예요."

콘 시럽 애용이 비만을 부른다

그래도 옥수수가 남아 잉여분은 감미료로 변신한다. 1970년대 이전의 미국에서는 아무도 콘 시럽(옥수수 시럽)을 먹지 않았지만, 지금은 설탕 대신 옥수수가 원료인 감미료가 많아졌다. 옥수수가 싸기 때문이다.

옥수수 정제업 협회 회장은 이렇게 말한다.

"1980년대 후반 콘 시럽은 미국의 감미료 시장을 독점했습니다. 가공업자에게는 싼 감미료가 필요했습니다."

무언가를 얻으려면 반드시 대가가 필요한 법이다. 아이오와 대학의 리카르도 살바도르 박사는 "싼값의 대가는 영양가입니다"라고 한다.

원래 옥수수는 풍부한 양질의 단백질을 함유하고 있다. 그러나 생산성을 올리기 위해서 새로운 품종을 만들자 성분도 변했다. 킹콘은 전분이 많아졌고 이것이 시럽의 원료가 되었다.

하버드 대학의 월터 윌렛 박사는 말한다.

"콘 시럽에는 기본적으로 영양가가 없습니다. 신진대사에도 나쁩니다. 품의 개량과 가공으로 결과적으로 우리는 영양 면에서 음식의 가치를 잃었습니다."

콘 시럽의 70퍼센트는 음료의 감미료로 사용한다. 뉴욕의 브루클린에서만 매년 5억 리터의 탄산음료를 소비하고 있다. 브루클린의 한 택시 운전사는 이렇게 후회한다.

"예전에는 자주 마셨습니다. 아마 하루에 2리터 이상 마신 것 같습니다. 탄산음료에 콘 시럽이 들었다는 사실을 전혀 몰랐습니다."

윌렛 박사는 "음료니까 칼로리가 높다는 사실을 몰랐을 것입니다"라고 안타까워한다. 택시 운전사는 예전에는 체중이 140킬로그램 이상, 허리둘레는 150센티미터였다. 그런데 탄산음료를 끊자 놀랍게도 체중이 3분의 1이나 줄었다.

당뇨병 증가의 원인도 옥수수

앨런은 호소한다.

"영양 위기가 미국을 습격하고 있다."

월터 윌렛 박사는 극도의 비만과 옥수수 감미료 대량 소비에 따른 당뇨병의 위험성을 경고한다.

"하루에 탄산음료를 한 잔씩 마시는 사람은 당뇨병에 걸릴 확률이 두 배가 됩니다. 탄산음료를 마시느냐, 안 마시느냐 하는 것만으로……."

의사도 경종을 울린다.

"지금 뉴욕 시민 여덟 명 중 한 사람은 당뇨병입니다. 문제의 원인은 탄산음료입니다. 목마름을 해결하기 위해서 설탕을 먹고 있는 셈입니다."

앞에서 등장한 택시 운전사의 후회가 증명한다.

"아버지는 반년 전부터 발가락이 아팠는데, 결국 당뇨병이라는 사실을 알고 절단했습니다. 사망하기 전 상처가 다른 한쪽으로도 퍼져서 역시 절단했습니다. 어머니도 당뇨병으로 사망했고 할머니도 그렇습니다. 여동생도 당뇨병, 나도 최근 당뇨병이라는 사실을 알았습니다. 탄산음료가 원인이었다고는 생각지도 못했습니다."

킹콘의 저주는 운전사 일가를 망쳤다. 이 가족만이 아니다. 탄산음료의 저주는 지금 미국을 뒤덮고 있다. 2000년 이후에 태어난 미국 아이 세 명 중 한 명은 결국 당뇨병에 걸릴 것으로 예상된다. 하층민의 자녀는 두 명 중 한 명이 당뇨병에 걸릴 것이다.

"맥도날드를 먹는 것은 옥수수를 먹는 것과 같다."

"프라이드 포테이토 칼로리의 반은 튀길 때 사용한 옥수수기름이다."

리카르도 살바도르 박사는 현대인의 식사는 옥수수로 뒤덮여 있다고 경종을 울린다.

"나머지 유전자 조작 옥수수는 모두 어디로 사라졌을까? 우리의 몸속이다!" (THE FUNAI 2013년 1월호)

이 영화를 물 건너 불 보듯 해서는 안 된다. 일본도 예외가 아니다. 축산 사료, 양식 사료, 식품 원료, 의약품 원료 등 모든 경로를 통해서 '괴물 옥수수'는 전 세계의 식탁과 사람의 몸속으로 조용히 스며들고 있다. 이미 인류는 유전자 조작 발암 옥수수에 오염되었다. 이 공포의 현실을 지금 가슴에 새겨야 한다.

2장

거대한 이익을 탐하는 몬스터 기업, 암흑의 몬산토

거대한 마피아 기업이 몬산토사의 우두머리

국제 문명 비판가 데이비드 아이크는 그의 저서 《Human Race Get Off Your Knees》 시리즈에서 유전자 조작 비즈니스의 총본산인 몬산토사의 음모를 파헤쳤다. 그는 대형 제약 마피아를 '빅 파더', 석유 마피아는 '빅 오일', 그리고 몬산토사 등 바이오 화학 마피아는 '빅 바이오테크놀로지'라고 부른다.

이 세 가지 마피아는 모두 같은 '지배자'의 조종을 받고 있다. 모든 것은 뒤로 이어져 있으며 이 세 가지 업계에는 그것이 노골적으로 드러난다. 이렇게 기술하면 이른바 '음모론'이라면서 듣기도 전에 싫어하는 사람도 있을 것이다. 하지만 국제사회는 깊이를 알 수 없는 계략의 그물에 걸려 있다. 이런 현실에 눈을 감고 귀를 막고 입을 다물어서는 안 된다. 아이크는 단언한다.

"빅 바이오테크놀로지는 화학 혼합물로 사람을 병들게 하고, 병을 치료한다는 구실로 다시 화학 혼합물을 먹이는 것이 빅 파더다."

몬산토사 등 빅 바이오테크놀로지가 병자를 만들고 빅 파더가 약을 팔아서 돈을 번다. 이것이 바로 병 주고 약 주는 격이다. 성냥으로 불붙이고 소방펌프로 돈을 번다. 무한한 돈벌이가 가능하다.

록펠러와 제약 마피아의 검은 관계

빅 파더는 누구일까? 한마디로 록펠러 재벌의 지배를 받고 있는 '국제적 의료 독점'이다. 이 책에서는 깊이 다루지 않겠지만 유스타스 멀린스의 《Murder by Injection》을 읽어보기 바란다.

"미국 암협회를 세우는 데 자금을 제공한 사람은 존 D. 록펠러 2세다."

"암센터는 록펠러 재벌의 주요 출자 기관 역할을 오랫동안 담당하고 있다."

전 세계의 의료 이권에 록펠러 재벌이 깊게 관여하고 있다는 사실을 잘 알 수 있는 좋은 책이다.

앞에서도 기술한 바와 같이 빅 바이오테크놀로지의 총본산인 몬산토사도 록펠러 재벌의 완전한 지배를 받고 있다. 록펠러가 세계 인류의 병을 먼저 '창출'하고 치료한다는 명목으로 화학 혼합물(독물)을 인류에게 대량 투여하면 당연히 부작용이 발생해서 병이 확대된다.

나는 약값이 1그램당 약 3억 3,170만 엔이나 하는 항암제(상품명 페그인트론)가 존재한다는 사실을 알고 경악했다. 그들의 '성냥과 소방펌프' 상법을 절실히 느낄 수 있다. 다이아몬드보다 비싼 이 항암제도 사실은 단순한 독물에 지나지 않는다. 원액을 투입하면 즉사하는 맹독 의약품을 당당하게 세계의 병원에서 암 환자

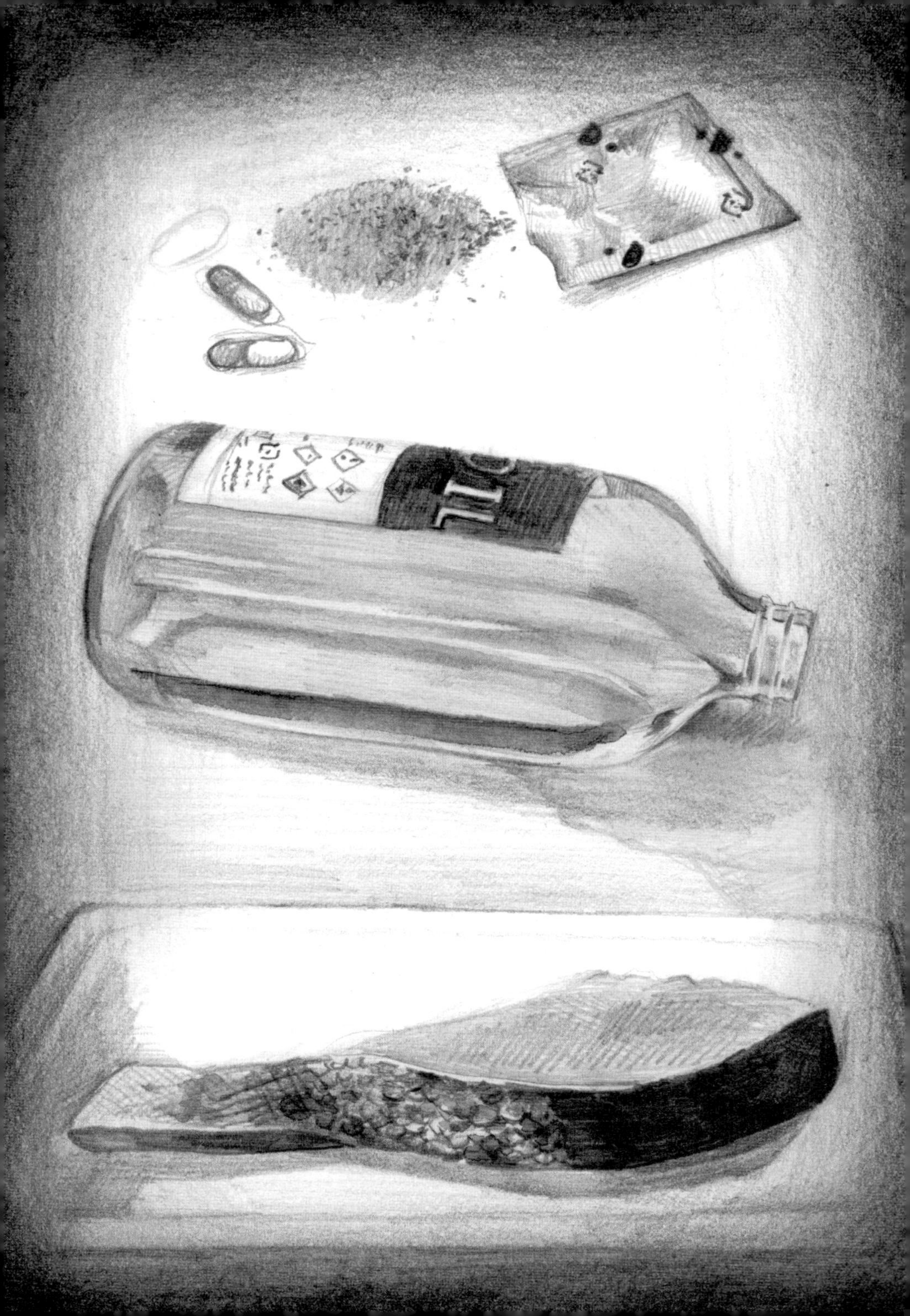

에게 투여하고 있다. 이런 현실이야말로 현대 의학이 악마와 죽음의 신의 지배를 받고 살육 비즈니스에 빠져 있다는 증거다.

아이크는 공격의 창살을 몬산토사로 집중했다.

"악마 같은 바이오테크놀로지 음모 집단의 배후에 있는 사람은 자신이 무엇을 어떤 목적으로 하고 있는지 알고 있다. 더 정확하게는 유전자 조작은 몇 번이나 반복해서 등장하는 주제다. 유전자 조작 식품은 전 세계의 기아를 구한다는 명목으로 팔려 나갔지만, 사실은 대량 학살이라는 표현이 더 정확하다. 몬산토는 살상력 있는 PCB, DDT, 오렌지제가 안전하다고 설명한다."

유럽도 유전자 조작 세력에 굴복하는가?

지금 EU에서는 환경보호 운동이 활발해서 유전자 조작 비즈니스도 시민의 저항을 받고 있다. 그래도 아이크는 걱정한다. 'EU는 유전자 조작 식품이 문제없다고 승인할 기회를 노리고 있다.'

왜 이런 걱정을 하는가 하면 유럽도 북미와 같은 가계의 지배를 받고 있기 때문이다. 정확하게 말하면 로스차일드 재벌을 말한다. 현재 전 세계는 로스차일드와 록펠러가 지배하고 있다고 해도 과언이 아니다. 실제로 영국 고든 브라운 내각에서 환경 장관을 역임한 힐러리 벤은 다음처럼 공언하면서 EU에 유전자 조작 식품의 승인을 요구했다.

"유전자 조작이 도움 되는 것이라면 사회 전체, 전 세계는 그 기술을 이용할 것인지 아닌지 선택해야 한다."

아이크는 이 말에 어이가 없어서 할 말을 잃었다. '어떻게 저런 생각을 할까?'

유전자 조작 옥수수를 먹은 실험용 쥐의 거대 암 종양을 기억하기를 바란다. 환경부 장관이라는 사람이 '유전자 조작이 도움 된다', '기술을 이용한다'라고 발언하다니 이것은 악마에게 인류의 미래를 팔겠다는 망언과 같다.

미국 국민의 질병이 두 배 증가, 알레르기도 급증

'유전자 조작 식품이 미국 국민에게 침투한 지 10년 만에 다중 만성질환 환자는 두 배로 급증했다.' (The Huffington Post)

미국 국민의 건강 상태 악화는 그것만이 아니다. 알레르기 환자의 구급 외래도 1997년부터 2002년에 걸쳐서 5년 만에 두 배로 증가하면서 식품 알레르기가 급증했다. 건강 이상은 어린이를 먼저 급습했다. 천식, 자폐증, 비만, 당뇨병, 소화기 장애, 소아암이 급증하고 있다. 이것이야말로 유전자 조작 식품이 가져온 냉혹한 결과다.

인과관계는 이제 의심할 여지가 없다. 의문이 있다면 이 책 앞부분에서 소개한 실험용 쥐의 거대한 종양 사진을 다시 한 번 볼 것을 권한다.

대체 왜 이런 해로운 식품이 미국에 만연하는 것일까? 이유는 간단하다. 미국 정부가 허가했기 때문이다. 정치가와 행정가는 왜 이런 잘못된 결정을 하는 것일까? 정부와 민간의 놀라운 유착 때문이다.

회전문 인사는 정부도 한패

몬산토사는 퇴직한 직원을 정부 기관으로 보낸다. 이른바 비밀 공작원으로 스파이다. 그들 대부분은 미국 정부의 주요 자리를 차지했다. 그들의 임무는 몬산토사 등 바이오 화학 업계를 감독하는 일이다. 몬산토사는 미국 정부 관료 출신자들을 엄청난 보수를 주고 데려온다. 이것이 악명 높은 '회전문 인사'다. 관료에서 민간으로, 민간에서 관료로, 지배층 엘리트는 자유롭게 왕래한다. 민관유착 정도로 끝나는 일이 아니다. 아이크는 이러한 관행에 대해 다음과 같이 지적한다.

"빅 바이오테크놀로지가 직접 법률을 만들고 자신의 기업 활동을 관리 규제하는 움직임을 견제하고 있다."

결코, 억측이 아니다. 사실 유전자 조작 식품의 안전성을 검사하고 규제해야 하는 부서에 몬산토사의 공작원이 다수 숨어 있다.

예를 들어 린다 J. 피셔라는 인물은 몬산토사의 정부 광고 담당 부사장이었다. 이런 사람이 당당하게 몬산토사를 규제해야 하는 정부 기관의 자리를 차지했다. 게다가 그녀는 EPA(미국환경보호청)의 직원이었다. 회전문을 왕래하면서 출세한 인물이다. 또한, 마이클 A. 프리드먼은 몬산토사의 의약 부분인 서얼사(Searle & Company)의 상석 부사장이었다. 그도 정부 기관인 FDA(미식품의약품국)에서 근무했었다. 회전문 인사가 만들어 낸 결과다. 이렇게 그들은 미국 정부를 완전히 지배하고 있다. 양식 있는 자들은 다음과 같이 한탄한다.

"FDA는 클론 소(유전자 복제 소)가 안전하다고 선언하고 판매를 허가했으나 그것을 표시할 의무가 없다."

"미국 슈퍼마켓에서 팔고 있는 90퍼센트 이상의 식품은 유전자 조작 옥수수, 유전자 조작 콩을 함유하고 있지만, 그 부분을 표시하는 것을 대형 기업이 막고 있다."

"이런 현상을 비판하면 위법행위로 처벌받는다."

다시 말해서 미국과 영국 양 정부는 회전문 인사로 매수당했고 이 사실을 모르는 한 무서운 본질은 보이지 않는다. 거대 자본은 마법의 회전문을 통해서 모든 나라의 정부를 농락하며 지배했다. 물론 그들의 지배에 따른 무서운 부패와 타락은 일본도 예외가 아니다.

손톱 끝까지 일루미나티, 몬산토사

록펠러 재벌의 자회사인 몬산토사의 역사도 피로 물들어 있다. 몬산토사의 잔인함은 앞에서 이야기한 고엽제 작전으로 유명하다. 1971년까지 10년간 미군은 베트남 정글에 치사성이 높은 맹독 고엽제 '오렌지제'를 폭격기를 사용하여 대량 살포했다. 이 오렌지제를 개발한 회사가 바로 몬산토사다. 맹독약제는 발암물질인 다이옥신이 주성분으로 기형 발생을 유발한다. 베트남 국민은 살육과 파괴의 피해만 입은 것이 아니라 오랫동안 선천성 기형아 출산 등의 고통을 받아야 했다. 이것은 베트남 전쟁에 참여한 젊은 미국 병사도 마찬가지였다.

한편, 몬산토사는 대량 파괴와 대량 살육을 통해 막대한 이익을 얻었다. 아이크는 분노하며 말한다. '몬산토사는 손톱 끝까지 일루미나티(illuminati)다.' 일루미나티는 세계 최대 비밀결사 조직인 프리메이슨의 중추 조직이다. 이름 정도는 들어 본 적이 있을 것이다. 사실 그곳에서 무엇을 하고 어떤 사람이 참여하고 있는지 그 전모는 아직도 수수께끼다. 이 결사는 철의 규율 같은 비밀로 지켜지고 있기 때문이다. 회원의 이름 공표도 금하고 있다. 그럼에도 세계 최강의 정치결사라고 보는 것은 역대 미국 대통령의 과반수가 프리메이슨 회원이었다는 사실이 명백하기 때문이다. 다시 말해서 미국 역사 대부분은 프리메이슨이 지배한 셈이다. 미국이라는 나라를 만든 것은 프리메이슨이라고 할 수 있다.

회전문 인사로 정부와 밀접한 연결 고리가 있는 몬산토사도 프리메이슨의 영향을 받고 있음이 분명하다.

몬산토사가 저지른 또 하나의 범죄

몬산토사가 폭발적으로 급성장한 비결은 1장에서 소개한 종자와 제초제의 세트 판매 때문이다. 자사의 제초제 '라운드업'에 내성이 있는 유전자 조작 씨앗을 함께 팔고 있다.

"우리 회사 제초제를 뿌리면 잡초가 죽습니다. 그러나 우리 회사 유전자 조작 농작물은 아무런 영향을 받지 않습니다."

몬산토사는 이렇게 이중으로 이익을 얻어 바이오 화학 회사로서 세계 굴지의 규모와 성장을 자랑하기에 이르렀다.

세계 전략의 제2탄은 '자살하는 종자'다. 이 회사의 식량 지배에 경종을 울리는 한 권의 책이 있다. 야스다 세스코의 《자살하는 종자(自殺する種子)》라는 책이다. 종자가 자살한다니, 도대체 무슨 말일까? 누구나 고개를 갸우뚱거릴 것이다. 무언가를 비유한 말이 아니고, 말 그대로 종자가 자살한다는 뜻이다. 이것이야말로 세계 농업을 지배하기 위한 비밀 병기다. '농업 괴물' 몬산토사의 두 번째 범죄라고 할 수 있다.

'자살하는 종자'를 설명하기 전에 종자가 어떻게 상업 자본을 지배했는지 그 과정을 따라가 보자. 달리 설명할 필요도 없이 오래전부터 농가는 농작물에서 씨앗을 얻고 그것을 대지에 뿌려서 열매를 얻는 일을 반복했다. 이것을 '자가채종(自家採種)'이라고 한다. 이것이야말로 본래의 농가 모습이다.

1865년 '멘델의 법칙'이 발견되었다. 멘델의 법칙은 유전의 근본이 되는 것으로 그레고리 요한 멘델의 논문 〈식물 잡종에 관한 연구〉를 통해 발표되었다. 한마디로 차세대에 나타날 우성 형질과 열성 형질의 패턴을 해명한 법칙이다. 이 법칙을 응용해서 다른 형질의 것을 서로 교배하여 품종개량이 활발하게 이루어졌다.

이 과정에서 농업자본은 먼저 F1 종자(하이브리드 종자)를 개발했다. '1세대 종자'라고 불리는 F1 종자는 1920년대 미국에서 개발한 것으로 멘델의 '우성의 법칙'을 따라 양친의 우성 형질을 계승한다. F1끼리 교배해서 '자식 세대'에 이르면 약한 열성 형질이 나타나 대를 잇지 못한다. 그래서 농가는 매년 종자를 구매하게 된다는 구조다.

전통적인 자가채종을 계속하면 문제가 없을 것이라고 여러분은 생각할 것이다. 그러나 시장이 허락하지 않는다. 그들은 농작물 유통을 장악하고 있고 전통 농작물은 모양도 크기도 일정하지 않다. 천연이므로 당연한 일이다. F1 농작물은 모양도 크기도 품질도 모두 일정하다. 상자에 꼭 맞게 수납할 수 있어 대량 재배와 대량 출하에 적합하다. 이른바 품질 개량의 성과다. 이것을 정부와 농업단체는 전면 추진했다. 생계가 걸린 농부가 F1 종자를 구매해야 하는 것은 당연지사다.

'지금 미국의 옥수수는 대부분 하이브리드 품종이다.' (《자살하는 종자》)

몬산토사는 F1 종자를 훨씬 능가하는 엄청난 비책을 고안했다.

전 세계에서 재배하는 유전자 조작 농작물의 예

미국	콩, 옥수수, 목화, 유채, 호박, 파파야, 사탕무
브라질	콩, 옥수수, 목화
캐나다	유채, 옥수수, 콩, 사탕무
중국	목화, 파파야, 포플러, 토마토, 후추
인도	목화

출처 : 국제 농업 바이오 사업단 홈페이지

몬산토사의 종자 관련 사업 수입

2011년	85억 8,200만 달러
2010년	76억 1,100만 달러
2009년	72억 9,700만 달러
2008년	63억 6,900만 달러
2007년	49억 6,400만 달러

출처 : 국제 농업 바이오 사업단 홈페이지

차세대를 죽이는 무서운 터미네이터 종자

F1 종자를 더 진화시킨 것이 '자살하는 종자'다. 최신 유전자 조작 기술을 사용하여 만들었다. 농작물이 된 2세대의 씨앗이 스스로 독소를 발생해 자살하는 것이다. 미국에서는 이것을 '터미네이터 기술'이라고 비아냥거린다.

할리우드 영화 〈터미네이터〉에서 이름을 따왔다. 터미네이터는 아널드 슈워제네거가 연기한 미래에서 보낸 살인 로봇의 이름으로 미래의 세계에서는 기계가 인류를 지배한다. 이 지배에 저항하는 인류 혁명의 리더를 낳는 여성을 죽이기 위해서 온 로봇이 차세대를 말살한다. 이것은 '자살하는 종자' 그 자체다. 터미네이터 종자를 구매한 농가는 자가채종이 더는 불가능하다. 씨앗을 얻어도 모두 자살해버리기 때문이다. 그래서 영원히 몬산토사로부터 고가의 씨앗을 구매할 수밖에 없다. 이렇게 농민은 회사의 노예가 된다.

전 세계에 자살하는 종자를 보급하면 그야말로 전 세계의 농업을 지배할 수 있다. 장대한 악행이라고 할 수밖에 없다. 게다가 전 세계의 농업 지배를 꾀하는 몬산토사는 최강의 방위 기술을 입수했다. 그것은 바로 생물 특허다. 그들이 개발한 유전자 조작 종자에 대한 특허를 주장한 것이다. 특허를 인정받으면 종자는 그들의 지적 재산이 된다. 따라서 허가 없이 재배하면 소유권을 침해하게 되어 고액의 소송이 발생한다. 이것은 법외 수익을 올리는 사이드 비즈니스가 된다.

결국, 자살하는 종자는 1998년 3월 미국 특허를 얻었고 개발자 중에는 미국 농무성도 있다. 게다가 공동 개발자는 '델타 앤드 파인랜드'사로 목화 종자의 미국 최대 회사다. 그런데 이후 몬산토사가 완전히 매수해서 특허 기술을 독점했다.

한 표차로 승인된 세계 최초의 생물 특허

나는 '생물 특허'라는 말에 위화감을 느낀다. 특허권이란 원래 공업기술에 주어지는 것이다. 봉건시대 가내공업에서는 특정한 사람에게만 전수하는 '비전(秘傳)'이 있었다. 이것을 공개하여 산업을 육성하여 보편화하면서 비전의 소유자에게는 특허권을 주었다. 특허 기술을 사용하는 사람은 특허권자에게 특허 사용료를 내는 것이 특허제도의 구조다. 공업 발전을 위해서 고안한 특허제도가 언제부터인지 농업 분야에도 확대되었다.

원래 '종자'라는 생명체에 특허권을 주장하는 자체가 자연스럽지 않다. 실제로 국제 특허법에서도 일찍이 생명체의 특허권은 인정하지 않았다.

1978년 세계 특허제도를 뒤흔든 일대 사건이 발생했다. GE(제너럴 일렉트릭)사의 기술자인 아난다 차크라바티가 원유를 분해하는 유전자 조작 미생물을 개발하여 생명체 세계에서 처음으로 특허를 신청했다. 미국특허청은 당연히 '천연물에는 부여하지 않는다'는 이유를 들어 신청을 각하했다. 그래도 그는 끈질기게 상소했고 결국 판결이 내려졌다. 1980년 유전자 조작에 의한 미생물 특허는 재판관들의 심의결과 한 표 차이로 '합법'이 결정되었다. GE사는 특허를 얻었고 이때 생물 특허의 문호가 개방되었다. '한 표' 차이라는 판결에는 실로 의심스러운 점이 많다. 강대한 정부의 압력이 있었다고 생각된다. 왜냐하면 '생명체의 특허권은 인정할 수 없다'는 국제 특허법의 엄연한 규정이 있기 때문이다.

이해가 되지 않는 미국의 판결은 생물 특허라는 새로운 이권의 길을 개척했다. 생명체의 특허를 인정하는 것은 '충분히 논의된 바 없다. 사회적으로 수용된 것도 아니다'라고 야스다 세쓰코는 정면으로 비판한다.

'환경에 따라서 각 개체의 유전자는 적응·변이하고 다시 차세대로 진화·변화한다.'

이런 생명체에 물건이나 방법의 발명이라는 특허를 적용할 수 있을까?

공갈과 절도는 마피아 수법

생물 특허에는 이런 역사가 있었다. 결과적으로 이 판례는 몬산토사라는 괴물에게 무기를 쥐어 준 셈이다. 회사는 농민을 상대로 유전자 조작 농작물의 특허 침해 재판을 남발하고 있다. 우선 유전자 조작 농작물을 자가채종한 농가에 대한 압력이다. '기업의 권리를 침해해서 손실을 초래했다'는 것이 그들의 주장이다. 게다가 그들은 유전자 조작 농작물을 재배하지 않는 농가의 밭까지 침입해서 조사했다. 유전자 조작 농작물을 발견하면 특허를 침해했다며 농가를 고소한다. 유전자 조작 농작물의 씨앗이나 꽃가루가 바람을 타고 제멋대로 농가에 침입한 결과다. 원래는 오염된 농가가 피해자지만 가해자가 고소하는 셈이다. 미국이라는 나라는 이렇게 미쳐 버렸다.

몬산토사는 전 세계의 종자 회사를 계속 사들이고 있다. 이미 종자 산업은 거대한 회사 하나가 독점했다.

야스다 세쓰코는 책에서 이렇게 말한다.

"대기업의 야망에 대한 반격도 시작되었다. 2008년 미국 캘리포니아 주에서 가결된 법으로 기업의 특허 침해 배상 소송으로부터 농민을 지키는 법률이다. 이 법률에 서명한 사람은 아널드 슈워제네거 주지사였다. 정말 재미난 인연이 아닌가."

이 법률을 가결한 곳은 오직 캘리포니아 주뿐이다. 다른 주에서는 엄청난 수의 농민이 몬산토사의 손해배상 비즈니스의 먹잇감이 되고 있다. 몬산토사는 2007년 특허 침해 재판에서 1억 8,600만 달러나 벌었다. 최고 금액은 노스캐롤라이나 농부로부터 뜯어낸 305만 달러다.

차세대의 악마 상법 터미네이터 종자란?

몬산토사의 지배 전략은 멈추지 않는다. 그들은 '터미네이터 종자'라는 또 다른 병기도 준비했다. 농작물은 발아, 결실, 내성 등 여러 특성이 있는데 유전자를 조작해서 인공적으로 이런 성질을 제어한다. 이 종자는 몬산토사가 판매하는 '블록 해제제'를 살포하지 않는 한 싹이 나지 않도록 조작되었다. 씨앗을 뿌리는 것만으로는 발아하지 않고 열매도 맺지 않는다. 농가는 종자를 사는 것으로 끝나지 않는다. 몬산토사가 독점 판매하는 약제를 구매해야만 농사를 지을 수 있다. 그야말로 악마의 상법이다. 야스다 세쓰코는 '블록 해제제와 종자의 세트 판매' 상법을 '라운드업과 종자의 세트 판매'와 같은 전략이라고 지적한다. 이렇게 거대한 농업기업이 세계의 종자를 독점하고 농업을 지배한다.

아시아, 아프리카, 중남미 등을 중심으로 자가채종하는 농민은 약 14억 명에 이른다. 몬산토사가 종자 독점으로 다양한 전통농업과 농가의 생계를 뿌리부터 파괴하고 있다. 당연히 국제적으로 반발하는 분노의 소리가 높아졌다.

'유전자 조작 종자를 금지하자!'

세계 각국의 500여 개가 넘는 농업 단체가 '국제적 금지'를 요구하는 결의와 대기업에 대한 항의의 소리를 높이고 있다. 1998년 미국 세인트루이스에서 열린 유전자 조작 농작물에 반대하는 국제 집회에는 일본에서도 20명이 참가했다. 그 집회에서 국제적 환경 활동가인 반다나 시바가 통렬한 비판을 했다.

"생물 특허는 살아 있는 것에 대한 해적 행위다. 살아 있는 것과의 공생이 아니다. 이기적으로 이용하고 있을 뿐이다."

"세계은행, IMF(국제통화기금), WTO(세계무역기관)는 농촌인구가 줄어드는 것을 진보라고 생각하게끔 한다. '소규모 농가로는 세계를 먹여 살릴 수 없다'고 하는데 현재도 식료 생산의 60~70퍼센트는 소규모 농가의 생산에 의지하고 있다."

1999년 이런 맹렬한 항의가 있기 전에 몬산토사를 비롯한 기업은 '터미네이터 기술의 상업화는 하지 않는다'고 발표했다. 2000년 국제연합의 생물 다양성 조약 체약국 회의에서도 터미네이터 종자의 야외 재배 실험과 판매에 관한 일시 정지를 구하는 결의를 했다.

그러나 몬산토사는 2005년 태도를 바꿨다. '식용 농작물에는 터미네이터 기술을 상업화하지 않는다'고 교묘하게 말을 바꾸었다. 이것은 식용이 아닌 목화 등에는 도입한다는 것이다. 2007년 터미네이터 종자의 특허권을 가진 델타 앤드 파인랜드사를 매수했다. 이 회사는 최대 목화재배 회사로 우선 목화에 터미네이터 종자를 보급하려는 의도를 드러냈다. 현재 자살 종자는 이미 목화에 대량 사용되고 있다. 식용 농작물에 도입하는 것도 시간문제다.

지구상의 모든 식물을 지배하는 식물 신품종 보호 제도

세계의 먹거리를 지배하려는 농업 마피아, 몬산토사의 야망은 끝없이 이어지고 있다. 제4탄은 식물 신품종 보호(PVP) 추진이다. 식물 신품종 보호란 '품종이 등록된 묘목은 육성자의 승인 없이 업으로 이용하면 안 된다'는 약속이다. 여기서 말하는 '업'이란 재배, 양도, 수출입을 말한다. 이미 1960년대에 '식물 신품종 보호 국제조약'이라는 국제법으로 정했으며 이른바 세계 종자 업계의 권리 보호 제도다.

이렇게 몬산토사 등 거대 농업 기업은 '식물 신품종 보호'와 '생물 특허'로 이중 보호를 받고 있다. 게다가 식물 신품종 보호 기간이 이전에는 15~18년이었으나 업계 압력으로 20~25년으로 연장되었다.

보호 대상도 이전에는 24종에 불과했지만 '모든 식물을 포함한다'로 크게 수정하면서 지구상의 모든 식물을 지배하는 일이 가능해졌다. 이것이야말로 대형 회사가 지구를 통째로 삼키는 세계화 그 자체다. 자가채종 중심의 발전도상국 농업은 분명 망할 것이다.

어두운 곳에서 활약하는 몬산토사의 스파이와 폴리스

유전자 조작 농작물 중에서도 콩의 생산량이 가장 많이 증가하고 있다. 미국에서 1996년에는 면적이 전체의 겨우 2퍼센트에 불과했으나 2008년에는 폭발적으로 증가하여 90퍼센트에 이르렀다. 농민이 몬산토사의 씨앗을 사면서 '이 회사의 특허권을 존중한다'는 동의서에 사인을 한다. 이 순간 농민은 회사의 노예가 되고 만다. 이것은 수확한 씨앗을 뿌리지 못하게 만드는 함정이다. 사인을 한 농민은 수확한 콩의 씨앗을 이듬해 밭에 뿌릴 수가 없다. 농가가 재배한 콩에서 씨앗을 얻고 보존하는 '자가채종'을 엄금하고 있기 때문이다. 매년 돈을 내고 씨앗을 다시 구매해야만 한다.

'스파이는 국내에 있다.'

'그들은 핫라인으로 연락한다.'

몬산토사는 연간 예산 1,000만 달러가 드는 전문가로 이루어진

폴리스라는 비밀 조직을 보유하고 있다. 이들은 농가를 적발하며 밀고를 추적한다.

"예전에는 정부에 의한 공공 육종이었는데……."

나이 든 한 농부는 대기업이 종자를 독점하고 있는 현실을 한탄한다. 일찍이 미국 정부 농무성은 품종개량 등의 육종을 실시하여 우량 품종을 농민에게 배부하고 농가는 이것을 자유롭게 사용했다. 육종사업은 국가의 공공사업이었다. 일본도 그랬다. 씨앗의 품종에 '농림**호'라는 것이 있다. 이것은 농림성이 육종했다는 증거로 이것이야말로 오래된 농가의 전통이다.

횡포에 대항하는 한 농부가 있다

악마의 폭도 앞에 드디어 한사람의 농부가 나섰다. 그는 캐나다의 농부 퍼시 슈마이저로 그가 몬산토사에 맞서게 된 발단은 1998년 8월 갑자기 몬산토사가 보낸 한 통의 편지였다. 편지에는 고압적인 말투로 이런 내용이 적혀 있었다.

"당신의 유채밭에서 우리가 특허를 가지고 있는 농작물의 존재를 확인하였습니다. 따라서 배상금을 내시기 바랍니다. 만약 배상금을 내지 않으면 소송을 걸겠습니다."

당시 몬산토사는 이런 협박 편지를 수많은 농가에 보냈다. 슈마이저는 마른하늘에 날벼락을 맞은 것 같았다. 전통 농법을 사용하던 그는 자신의 농장에서 유전자 조작 농작물이 발견되었다는 사실을 믿을 수 없었다. 너무나 일방적인 통보에 어이가 없어 요구를 거절했다. 조사해 보니 몬산토사의 유전자 조작 품종의 꽃가루가 바람을 타고 슈마이저의 밭으로 날아온 것이었다. 품종을 육성하고 개량하는 육종가였던 그는 40년 동안 정성을 다해서 키운 유채 품종을 망쳤다고 분노했다.

"나야말로 피해자다. 배상금을 요구하다니 도리에 맞지 않다."

그러자 몬산토사는 즉시 이 불쌍한 농부를 고소했고 그는 맞서서 싸웠다. 무명의 한 농부였던 그는 세계 지배를 꾀하는 농업 비즈니스라는 괴물과 맞서 싸우는 영웅이 되었다. 2003년 슈마이저는 일본 시민 그룹의 초대를 받고 일본을 방문해서 지원을 호소했다. 그가 말한 바로는 당시 북미에서 몬산토사가 일으킨 소송이 550건에 달한다고 한다.

농업 마피아 때문에 파산에 몰린 농민들

농업 비즈니스 무대 뒤에는 '공갈 비즈니스'라는 정체가 숨어 있다. 영세 농가가 몬산토사와 싸우는 일은 쉽지 않다. 먼저 고액의 변호사 비용이 필요하다. 슈마이저가 낸 변호사 비용은 약

30만 달러다. 게다가 미국 법 규정에 따르면 몬산토사는 본사가 있는 미주리 주의 법정으로 이 사건을 가져 올 수 있다. 몇천 마일이나 떨어진 지역에 사는 농민은 재판 때마다 멀리 떨어진 법정으로 나서야 했고 재판 비용은 방대하게 늘어만 갔다. 그러나 캐나다 최고법원은 그에게 패소 판결을 내렸다.

유전자 조작 농작물의 꽃가루와 종자가 설사 바람을 타고 날아온 것이라고 해도 그 경로는 문제가 되지 않고, 밭에서 자라고 있는 그 자체가 특허 침해에 해당한다는 것이다. 하늘이 무너진다는 것이 바로 이런 것을 두고 하는 말일 것이다. 이미 사법부까지 거대 농업 회사의 부하가 되어 버렸고, 슈마이저에게 남은 것은 빚과 파산이다. 농민들은 이런 결말이 두려워 재판을 피하려고 합의금을 낼 수밖에 없었다.

이런 사실을 잘 알고 있는 회사는 소송을 남발한다. 이것을 '협박소송'이라고 한다. 마피아 같은 수법이라고밖에는 할 말이 없다.

자가채종 금지법을 허락하면 안 된다

전 세계 농업을 완전히 지배하려면 전통 농가를 파괴하면 된다. 그러기 위해서는 몇천, 몇만 년 동안 내려오는 자가채종 풍습을 단절시켜야 한다. 그 순간 전통 농업은 거대 기업에 예속되는 노예 농업이 된다. 독자 여러분은 농가가 씨앗을 얻는 일을 과연 단절시킬 수 있을까? 이런 의문을 가질 것이다.

미국 하원에서는 벌써 '자가채종 금지 법안'을 당당하게 상정했다. 어떻게 이런 거대 기업의 횡포를 용납하는 것일까? 이는 미국 국가 전체가 보이지 않는 세력의 지배를 받고 있기 때문이다. 미국 역대 대통령의 과반수가 국제비밀결사 프리메이슨의 멤버였다는 엄연한 사실을 상기하기 바란다. 록펠러 재벌과 자회사 몬산토사의 멤버도 마찬가지다. 그들은 회전문으로 대기업과 정부기관을 자유자재로 넘나든다. 양식 있는 지식인은 한탄한다.

"정부는 25년간 관리해야 할 기업으로부터 감시 당했다."

이 이권의 그물은 농업만이 아니라 모든 분야에도 손을 뻗쳤다. 에너지, 군사, 통신, 금융, 의료, 보고 등. 유전자 조작 업계나 식량 이권에 있어서 그들이 원하는 대로 횡포를 부릴 수 있는 것은 당연한 일이다.

'FDA는 클론 소가 안전하다고 선언하고 판매를 허가했다. 게다가 표시 의무조차 없다.'

'미국 슈퍼마켓에서 판매하는 90퍼센트 이상의 식품은 유전자 조작 옥수수, 유전자 조작 콩을 함유하고 있다.'

'유전자 조작 표시 의무화는 거대 기업이 무시했다.'

미국 국민의 90퍼센트 이상이 유전자 조작 표시를 원하고 있다. 그럼에도 유전자 조작 대국인 이 나라에는 표시 의무가 전혀 없다.

'이것을 비판하면 위법행위로 처벌 당한다'는 생각이 커서 시민들은 강력하게 항의하지 못한다.

미국 정부는 이미 오래전 거대한 암흑 세력에 납치되었다. 이 사실을 모르고는 본질을 볼 수 없다. 그리고 미국 정부에 납치된 것은 바로 일본이다.

3장

식량 전쟁은 이미 시작되었다

전 세계의 식량은 생명의 양식에서 이익의 먹잇감으로

전 세계의 곡물가가 급등한 적이 있다. 2007년 말부터 폭발적으로 상승해서 오랫동안 이어진 안정적이던 곡물의 가격이 한순간에 무너지면서 세계의 식량 공급이 얼마나 불안정한지 여실히 보여 주었다. 말할 여지도 없이 가격 폭등은 가난한 발전도상국 국민의 생활에 직격탄을 가했다. 쿠바 옆에 위치한 섬나라 아이티에서는 국민의 80퍼센트가 하루에 2달러 이하로 생활하고 있다. 그런데 주식인 쌀의 가격이 전년 대비 1.5~2배로 올라 국민은 분노의 폭도로 변해 시내로 뛰쳐나갔다.

이 원흉은 '국제적인 투기'로 인류 생명의 양식이 투기 표적이 되었기 때문이다. 배경에는 바이오 연료 확대, 온난화 피해, 신흥국 수요 증가, 곡물 생산권 수출규제 등이 있다. 식량 가격이 올라서 고생하는 민중이 있다면 반대로 막대한 폭리에 웃음 짓는 이도 있다. 국제적인 곡물 회사 카길(Cargill)사는 2008년 후반기 이익이 전년보다 86퍼센트나 증가했다. 그들은 식량으로 방대한 이익을 창출한 이른바 투기의 승자다. 인류의 생명선인 식량을 국제적인 거대 자본은 이익 수단으로 삼았다.

현재 지구를 지배하는 석유, 금융, 군사의 3대 회사는 국경과 국가를 초월해 지구 전체를 지배하고 있다. 이 기업들의 위에 있는 것은 다름 아닌 로스차일드와 록펠러 같은 거대 재벌이다. 음모론이라고 야유를 보내는 이도 있겠지만 엄연한 사실이다. 그들은 인류의 완전한 지배를 꾀하고 있다. 이미 미디어와 교육은 대부분 제압했다. 다음으로 노리는 것이 식량이다. 먹거리야말로 인류의 생명선이고 생명의 끈이므로 잡히면 더는 아무것도 할 수 없기 때문이다.

식량 지배의 묘책은 종자를 지배하는 것이다. 모든 농작물은 씨앗에서 싹이 나오고 성장해서 열매를 맺는다. 이 종자를 장악하면 전 세계 농업을 지배할 수 있다. 종자 지배, 그들은 이 위대한 계획을 시작했다. 바로 유전자 조작 종자 개발과 독점이다. 앞에서 진군하고 있는 것이 바로 거대 기업 몬산토사다.

재판비용 100만 달러, 차례차례 파산하는 농가들

슬랩(SLAPP, Strategic Lawsuit Against Public Participation, 공공의 참여를 저해하기 위한 전략적 소송) 중에 유명한 일화가 있다. 광우병이 전 세계를 떠들썩하게 만들었을 때의 이야기다. 몬태나 주의 농장주였던 하워드 라이먼은 약으로 뒤덮인 축산에 의문이 생겨 농장을 매각한 후 채식주의 운동에 참가했다. 상세한 이야기는 그의 저서《성난 카우보이(Mad Cowboy)》에서 확인할 수 있다.

그는 책 속에서 '자유로운 나라 미국에서 진실을 말하면 어떻게 되는지 알려드리겠다. 바로 고소를 당한다'고 놀라운 체험을 고백한다.

축산에 해박한 그는 인기 좌담 프로그램 '오프라 윈프리 쇼'에 출연하여 광우병의 원인을 들면서 "소의 먹이는 육골분으로 소가 소를 먹고 있다"고 말했다. 스튜디오는 소란스러워졌고 사회자 오프라는 "이제 햄버거는 먹고 싶지 않다"고 했다.

미국 식육업계는 이 한마디를 놓치지 않았다. 그들은 식품을 중상 모략했다고 라이먼과 오프라에게 막대한 손해배상 소송을 걸었다. 미국에서는 주에 따라 '식품 중상 죄'라는 기묘한 법이 있다. 두 사람은 재판을 받았는데 재판은 6개월이나 이어졌다. 결과는 두 사람의 승소였다. 그러나 그 사이 오프라가 낸 재판 비용은 100만 달러에 달했다고 한다. 아무리 소득이 많은 사람이라도 쉽게 부담할 수 있는 금액은 아니다.

파산으로 내몰린 농가도 속출했다. 그래서 2008년에는 앞에서 언급했듯이 캘리포니아 주에서는 '슬랩으로부터 농민을 지키는 획기적인 법률'을 만들었다. 법률 이름은 '대 유전자 조작 농민 보호법'이다. 조문에는 '특허 유전자가 검출되어도 고의가 아니면 농민의 책임이 아니다'라고 명기되어 있다. 당연한 일이다.

이미 아시아에서도 그들의 음모는 시작되었다

프리 저널리스트 벤자민 풀포드는 고발한다.

"국제적 식량 위기도 몬산토사가 연출하고 있다."

이를테면 일찍이 인도 지나반도에서 중국 남부까지의 땅은 곡식이 잘 여무는 굴지의 생산 지대였다. 그런데 지금은 흉작의 땅으로 식량 위기에 빠졌다. 갈색멸구라는 해충이 발생했기 때문이다. 이런 비참한 배경에도 몬산토사의 음모가 있었다. 풀포드는 그의 저서 《발발! 제3차 세계대전(勃勃! 第3次世界大戰)》에서 이렇게 말한다.

"1990년대 중국 남부에서 메콩델타 제국까지 한 쌀 품종이 대단한 인기를 끌었다. 미국 최대, 아니 세계 최대의 종자 회사인 몬산토사가 개발한 하이브리드 쌀이라는 특수한 인디카 쌀 품종이다. 이전보다 수확량이 20퍼센트 이상 높다고 선전하자 농가는 달려 들었다. 해충에 강한 현지종에서 수확량이 많은 하이브리드 쌀로 바꾼 것이다."

그리고 몬산토사의 함정은 시작되었다. 풀포드는 계속해서 지적한다.

"하이브리드 쌀은 이상할 정도로 해충에 약해서 대량의 농약을 뿌리지 않으면 수확할 수 없었다. 실제로 하이브리드 쌀은 수전을 농약으로 채우다시피 해서 생산했다."

그 결과 쌀은 농약투성이가 되었다. 대량의 농약을 뿌리면 당연히 해충을 잡아먹는 이로운 곤충이나 새도 사라진다. 원래 갈색멸구에 강했던 재래종도 사라졌다. 그리고 2001년 갑자기 어떤 약도 듣지 않는 갈색멸구가 발생했다.

지구를 지배하는 거대 회사의 시나리오대로 착실하게 진행된 것이다. 일본도 이 악마의 시나리오 속에 들어있다는 사실을 잊으면 안 된다. 최근 여론이 분분한 '환태평양 경제 동반자 협정(TPP)'의 정체도 미국의 일본 '식민지화' 조약이다. 미국을 지배하는 거대회사에 일본이 굴복하는 것을 의미한다.

다이옥신 오염으로도 유명한 몬산토사

몬산토사는 아직도 범죄를 저지르고 있다. 그중의 하나는 심각한 다이옥신 오염이다. 그들은 일리노이 주의 이스트 세인트루이스에서 PCB 제조공장을 가동하고 있다. PCB란 폴리염화 바이페닐이라는 악명 높은 독물이다. 1960년대까지 기계류의 윤활유나 방수도료 등의 원료로 각 산업에서 대량 사용했었다. 그러나 독성에 관해서는 1930년대 이미 경고한 바 있다.

PCB로 인한 건강 피해로는 1968년 일본에서 발생한 '카네미 유증 사건(Kanemi oil poisoning symptom incidence)'이 유명하다. 쌀겨

기름 제조과정에서 PCB가 들어가 사망자가 속출하고 '검은 갓난아이'라고 불리는 장애아가 다수 탄생한 대참사였다. 카네미 유증 사건은 PCB 독소를 인체로 실증하는 결과가 되었다. PCB는 체내에서 분해되지 않고 지방으로 축적되어 간 장애, 시력 이상 등의 중독 증상을 불러온다. 또한, 내분비교란물질(환경호르몬)이라서 수컷의 암컷화 등 생식장애를 비롯한 수많은 질병의 원흉이 된다.

1976년 드디어 미국에서 PCB 제조를 금지하였다. 하지만 몬산토사는 이미 무서운 마이너스 유산을 남겼다. 공장에서 배출된 다이옥신은 일대의 토양과 수질을 오염시켰고, 그 결과 주변 사람의 건강은 나빠졌으며 폐해는 환자 발생률, 사망률, 미숙아 출생률로 드러났다. 공장이 없어진 지금도 이스트 세인트루이스는 미국 내에서 환자가 가장 많은 지역이다. 어린이 사망률과 미숙아 출생률은 일리노이 주에서 가장 높다. 유아 사망률도 미국 내에서 세 번째이며 어린이가 천식에 걸릴 위험도 가장 큰 지역 중 하나다.

게다가 이런 충격적인 보고도 있다. '오염된 실내 경기장에서 50마리의 말, 가축, 새가 죽었다. 조사로는 탱크 오염에 함유되어 있던 다이옥신이 원인이라고 한다.'

책임은 모두 몬산토사에게 있다. 몬산토사는 환경오염에 책임을 져야 한다.

데이터 조작으로
정부를 움직여 일본으로 진출

몬산토사의 일본 진출 방법도 악질적이다. 일본에서는 벌써 8개(169품종) 유전자 조작 농작물의 유통을 승인했다. 후생성의 식품위생 조사회라는 자문기관이 안정성을 확인한 후 정부가 승낙했다.

그렇다면 안정성의 근거가 되는 자료는 어디에서 나왔을까? 바로 몬산토사가 제출한 자료다. 굉장한 모순이다. 몬사토사에서 자사에 불리한 데이터를 보낼 리 없다. 자료는 일본 식품위생협회라는 조직이 공표했지만 무슨 이유인지 복사와 촬영을 금지하고 손으로 옮겨 적는 것만 허락했다. 그래도 양심 있는 지식인들은 포기하지 않았다.

공중위생학 박사이자 건강정보 연구센터의 대표인 사토미 히로시는 세 명의 동료와 함께 3주간 협회를 드나들면서 자료를 모두 옮겨 적었다. 그들은 유전자 조작 옥수수에 관한 중대한 발견을 했다. 천연 옥수수와 비교해서 유전자 조작 옥수수는 '8가지 아미노산이 차이가 있다'는 기록이 영문 자료에 있었고, 이것은 천연 옥수수와 유전자 조작 옥수수는 성분이 다르다는 결정적인 증거다. 이 발견으로 업계가 주장하는 '성분이 같으므로 위험성이 없다'는 논법의 근거가 무너진다. 그런데 일본 정부는 번역본에 '차이가 없다'고 원문과 정반대로 기재하고 있다. 영문 자료를 번역할 때 의도적으로 조작한 것이다.

일본에서 유통 판매되고 있는 유전자 조작 농작물(2012년 3월 현재)

콩	특정 제초제에 시들지 않는다. 특정 성분(오레인산)을 많이 함유 → 가축 사료, 두부, 유부, 낫토
감자	해충에 강하다, 바이러스에 강하다.
유채	특정 제초제에 시들지 않는다. → 유채 기름
솜	해충에 강하고 특정 제초제에 시들지 않는다. → 면실유
사탕무	특정 제초제에 시들지 않는다. → 비트 슈가
파파야	바이러스에 강하다.

출처 : 후생노동성 홈페이지

킹콘 때문에 알레르기 증가

영문 자료에는 중요한 기록이 있다. 유전자 조작 옥수수 성분을 조사한 결과 '히스티딘이 많다'고 한다. 히스티딘은 아미노산의 일종으로 입으로 들어가면 체내 효소로 분해되어 히스타민이라는 알레르겐(알레르기의 원인 물질)으로 변한다. 비염약 등 알레르기를 억제하는 약에 '항히스타민제'라고 적힌 것을 본 적이 있을 것이다. 알레르기 작용에 상당히 강한 물질로 유전자 조작 옥수수 성분에 히스티딘이 많이 있다. 이것을 먹으면 알레르기 발생 위험이 증가한다는 의미다. 이는 그냥 지나칠 수 없는 문제다.

그런데 이 부분도 후생성은 '문제 없다'라고 번역했다. 명백한 조작으로 데이터 복사와 촬영을 금지한 이유를 알 것도 같다. 이런 조작이 탄로 나는 것을 두려워한 것이다.

1997년 조작 사건이 밝혀져 사회문제가 되었다. 그런데 식품위생 조사회의 데라다 마사아키는 '영양학적으로는 문제가 없다', '오역에 관해서는 몬산토사에 주의를 줬다'고 변명할 뿐 문제 삼지 않았다. 이런 허술한 안전 평가를 바탕으로 일본의 유전자 조작 식품 유통을 승인했다. 정부는 완전히 몬산토사 일본 진출의 수하가 된 것이다.

TPP(환태평양 경제 동반자 협정)는 일본 노예화의 교묘한 계략

인터넷에 나의 흥미를 끄는 주장이 있었다.

"역사상 가장 무능한 수상인 노다 요시히코와 오랫동안 간사한 꾀에 빠져 있는 에다노 유키오 콤비는 일본 경제 단체 연합회 앞에서 꼬리를 흔들고 시비를 가리지 못하면서 일본을 TPP에 가맹시키려고 합니다. 그 결과 어떤 일이 생길지 너무나 명백합니다. TPP는 비관세 장벽 전면 철폐를 전제로 합니다. 노다의 말처럼

'쌀과 농업은 예외'일 수 없습니다. 그뿐만 아니라 일본에도 S510 식량 안전법안을 강하게 밀어붙일 것입니다. 결국, 일본 농업은 파멸합니다." (블로그 Kaleidoscope, kaleido11.blog111.fc2.com에서)

여기에 등장하는 'S510 식량 안전 법안'이란 무엇일까? 이 법률은 몬산토사의 전 중역이 의회에서 통과시킨 법률로 정식 명칭은 '미국 식품 안전 근대화법'이다. 많은 반대가 있었음에도 2012년 시행하여 이 회사의 이익에 일조하고 있다.

"이 법률 때문에 농가는 FDA 허가 없이 유기농 채소를 재배할 수 없고, 자신이 집에서 먹을 채소조차 재배할 수 없습니다. 그냥 취미로 채소를 재배하려 해도 미국 정부가 권장하는 몬산토사 자살 종자를 구매해야 하고 세트로 파는 과격한 제초제와 살충제를 사용해서 자신이 먹을 채소를 재배해야 합니다."

정말 무서운 법률이다.

미국은 TPP 협정 체결국에 미국 국내 표준을 밀어붙인다. 일본의 농업도 완전히 미국을 따라야 한다. 몬산토사라는 세계적인 기업에 완전히 제압되는 미래가 바로 눈앞에 있다.

인구 감소가
그들의 최종 목적

"몬산토사는 글로벌리스트가 만든 기업입니다. 몬산토사의 자살 종자와 독물 제초제를 사용하면 결국 농지는 죽음에 이르고 식량 위기를 초래하는 것은 불 보듯 당연한 일입니다."

글로벌리스트라는 단어를 제국주의로 바꿔서 보면 그들의 목적이 더욱 잘 드러난다. 다시 말해서 '강한 나라가 약한 나라를 지배한다'는 뜻이다.

"의회를 끌어들여서 미국의 농업을 옥죄는 법안을 통과시키고 FDA가 법률로 농가를 감시합니다. FDA는 미국 식품 의약청이지만 마치 몬산토사의 계열사처럼 움직이고 있습니다. 왜 이렇게까지 미국은 자국의 농업을 파괴했을까요? 그들의 목적은 '인구를 줄이고 싶다'입니다. 그들의 목표는 '아무도 모르게 인구가 줄어드는' 함정을 만드는 것입니다. 아직도 믿지 못하는 사람은 살아남을 수 없습니다."

나도 그들의 최종 목표는 인구 감소라고 생각한다.

- 대사고로 약 1천만 명을 살육하는 원자력발전소
- 암 환자의 약 80퍼센트를 학살하는 암 치료
- 유독무효(有毒無效)한 약물치료의 현대 의학
- 대량 쇼크사를 일으키는 수혈
- 미군이 작성한 에이즈 바이러스라는 생물병기
- 백해무익한 백신을 국가가 강요하는 미친 짓
- 꿀벌을 소멸시키고 농업 괴멸을 꾀하는 신농약 네오니코티노이드(Neonicotinoid)

- 정자를 파괴하는 환경호르몬 오염
- 유독 합성세제의 만연
- 화학 건자재에 의한 열악한 건물(Sick building)

나열하기 시작하면 끝이 없다. 물론 실험용 쥐의 몸에 거대한 암 종양을 유발한 유전자 조작 옥수수는 인구 감소 계획의 으뜸이다. 독자 중 이런 심각한 음모를 전혀 모르는 사람이 있다면 그건 이미 그들에게 세뇌된 증거다.

몬산토사의 앞잡이 경제단체 연합회 회장 요네쿠라 히로마사

TPP 참여를 주장하는 사람은 매국노라고 할 수 있다. TPP에 참여하면 자동으로 일본 농업은 S510 식량 안전 법안의 직접적인 영향을 받는다. 미국의 노예가 되는 것이다. TPP에 참여하면 S510 식량 안전법안을 방패로 모든 규제의 철폐를 요구할 것이고 그 뒤에는 몬산토사가 기다리고 있을 것이다.

일본 경제 단체 연합회의 요네쿠라 회장은 강력한 TPP 추진론자다. 그는 왜 혈안이 되어서 일본을 망하게 할 협정을 추진하는 것일까? 이유는 간단하다. 그가 스미토모 화학의 회장이기 때문이다. 스미토모 화학은 몬산토사와 업무 제휴를 맺고 있다. 몬산토사와 업무 제휴를 맺은 스미토모 화학의 회장이 어떻게 경제 단체 연합회의 회장이 되었을까? 그리고 왜 경제 단체 연합회는 TPP를 추진하는가? TPP를 둘러싼 검은 네트워크가 의심된다.

"모두 세계화에 홀린 욕심 많은 배금주의자입니다. 이들이 바로 일본을 파괴하려는 사람입니다. 글로벌리스트의 에이전트는 이런 무지하고 배은망덕한 사람을 마인드 컨트롤하고 있습니다."

이런 호소를 단순한 음모론이라고 무시해서는 안 된다. 모든 현상의 배후에는 숨겨진 악의가 존재한다. 이 책을 여기까지 읽은 현명한 독자는 이해할 것이다.

"몬산토사는 군산복합체(軍産複合體)의 새로운 기업 형태입니다."

"몬산토사는 어엿한 살육병기 제조회사입니다."

블로그 Kaleidoscope의 필자가 호소하는 글이다. 진지하게 들어주기를 바란다.

4장

식품 공장이 만든 끔찍한 괴물들

미국 식육업계를 지배하는 타이슨사의 정체

"최근 50년 동안의 식생활 변화는 과거 1만 년의 변화보다 크다."

다큐멘터리 영화《FOOD. INC.》(2008년)의 로버트 케너 감독의 말이다. 이 영화는 인기 만화《맛의 달인》의 원작자 가리야 데쓰도 절찬했다. 그는 '돈벌이에 혈안이 되어서 사람의 마음을 잃어버린 기업이 세계를 지배하고 있다'면서 분노한다. 그리고 '자신만이 아니라 다음 세대의 건강을 지키기 위해서 무엇을 해야 하는가, 이 영화와 책을 보는 것이 그 첫걸음이다'며 강력하게 추천한다. 이 영화에는 혐오스러운 대기업의 모습이 적나라하게 그려져 있다. 이 장에서는 이 영화에 대해서 이야기하겠다.

먹거리를 둘러싼 환경의 급격한 변화는 미국에서 가장 두드러진다. 우리가 상상하는 농업의 편안하고 한가로운 이미지는 사라졌다. 지금 농업을 지배하는 것은 농민이 아니라 기업이다. 그것도 상상을 초월하는 대기업이 독점하고 있다. 케너 감독은 이런 양상을 '소수의 다국적 기업이 푸드 시스템을 지배하고 있다'고 고발한다. 다국적 기업은 종자에서 슈퍼마켓까지 지배하고 있으며 식품의 생산에서 유통까지 손길이 미치고 있다. 케너 감독은 이것을 '공업 푸드 시스템'이라고 한다. 이것의 예는 바로 '쇠고기'다.

1970년 쇠고기 업계 상위 다섯 개 회사의 점유율은 25퍼센트였다. 그런데 현재는 네 개의 회사가 미국 전체 쇠고기 생산과 유통의 80퍼센트 이상을 독점하고 있다. 그중에서도 가장 큰 기업은 양계 농가를 노예화하면서 급성장한 타이슨 푸드(Tyson Foods)사다. 타이슨 푸드가 농가를 굴복시킨 방법은 이렇다. 먼저 농가에 초기 투자라는 명목 아래 큰돈을 빌려주고 고액의 신규 설비와 기계를 강매한다. 농가는 그것을 거절할 수 없다. '거절하면 계약을 중단한다', 'NO라고 말하는 것은 생명을 내놓는 것과 같다'라고 농민들은 피곤한 얼굴로 증언했다. 이렇게 모두 끝없는 빚의 지옥으로 떨어진다.

노예화 비즈니스의 비참함은 다음 숫자가 말해준다. 미국 평균 양계 농가의 빚은 약 50만 달러지만 수입은 연 1.8만 달러에 지나지 않는다. 빚은 연 수입의 약 30배로 도저히 갚을 수 있는 금액이 아니다. 양계 농가는 평생 타이슨 푸드의 '노예'로 일해야 한다.

이미 닭은 공업 제품

타이슨 푸드의 급성장 비밀은 생산성의 효율성에 있다. 타이슨 푸드의 병아리는 50년 전보다 두 배 빠르게 성장한다. 게다가 품질 개량으로 가슴살이 훨씬 많아 효율성이 높아졌다. 지금의 고기는 농장이 아니라 공장에서 생산하고 있다.

영화 촬영 스텝은 그 현장을 찾았다. 30만 마리의 닭을 사육하는 양계 농장으로 16개의 양계 동에서는 닭이 북적거리고 울음소리가 밖으로 새어나왔다. 여기서 안내하던 농민의 태도가 갑자기 변했다. 타이슨 푸드의 변호사가 '촬영 금지'를 요구했기 때문이다. 카메라는 내용 없이 닭장의 외벽만 찍었다. 타이슨 푸드가 취재를 거부한 것은 이유가 있다. 닭을 햇빛이 들지 않는 어두운 닭장에 가두어 기르기 때문이다. 게다가 밀집된 사육 공간이라 닭은 운동 부족이다.

또한, 보통 닭보다 두 배 정도 빠른 속도로 성장하기 때문에 뼈나 내장은 급격한 성장을 견디지 못하고 걸으려고 해도 몇 발자국도 못 걷고 쓰러진다. 닭은 모두 허약해서 여러 가지 세균에 감염될 가능성이 높다.

타이슨 푸드는 모이에 항생물질을 섞어 사육한다. 항생물질은 닭고기를 먹은 사람의 몸도 오염시킨다. 세균이 항생물질에 대한 저항성을 키우므로 이 항생제도 언젠가 효과가 없어진다. 약효가 사라지면 더욱 강력한 약을 투여한다. 닭고기는 약으로 범벅이 되고 약을 만지는 농민도 알레르기로 고생하게 된다.

O-157 발생은 옥수수 사료가 원인

영화 《FOOD. INC.》에서도 유전자 조작 옥수수인 킹콘을 다루고 있다. 지금 미국 농업에서 약 3분의 1이 옥수수 밭으로 바뀌었다. 이렇게 빠르게 변한 것은 유전자 조작 기술에 따른 수확성 때문이다. 그리고 정부가 몬산토사 등 다국적기업의 손에 놀아났기 때문이다. 이 영화에서도 그들의 횡포를 쫓는다. 유전자 조작 옥수수의 생산을 가속하는 농업법을 통과시키기 위해서 몬산토사는 의원에게 큰돈을 뿌린다. 카길사 같은 거대 곡물 회사도 달려든다. 그래서 추가한 것이 '식량법'이다. 이것은 '비축할 수 있는 곡물의 생산을 우선한다'는 법률이다. 마치 처음부터 의도한 것처럼 킹콘은 그 조건에 가장 적합한 농작물이었다.

수확한 옥수수는 가축의 사료 곡물로 사용한다. 소는 원래 풀을 먹는 동물이지만 그들의 위 속으로 밀어 넣는 것은 곡물인 킹콘이다. 축산 전문가는 떨떠름한 얼굴로 고개를 좌우로 흔든다.

"원래 풀을 먹는 소에게 옥수수를 먹이면 장 속에서 대장균이 갑자기 변이를 일으킵니다. 이것이 치사성이 강한 병원성 대장균 O-157로 변합니다."

O-157의 다른 이름은 장관 출혈성 대장균이다. 독성이 강한 베로 독소(Verotoxin)를 만들고 감염력이 강해서 특히 저항력이 약한 유아나 노인이 쉽게 감염된다. 중증이 되면 용혈성 요독증 등

을 일으키고 항생물질 효과가 사라지기도 하는 무서운 균이다. 일본에서도 1996년 5월 오카야마 현에서 약 400명이 발병하여 아동 두 명이 사망했다. 그리고 순식간에 전국으로 퍼졌다. 대개 학교급식에 따른 집단 감염이었다. 7월에는 오사카에서 약 6,500명이 감염되었고 전국적으로 11명이 사망했다. 환자 수는 9,000명을 넘었다.

전 세계를 공포에 빠뜨린 O-157 감염 소동, 한때는 새로운 생물병기라는 말도 있었다. 그런데 알고 보니 소에게 먹인 '자연스럽지 않은 음식' 옥수수가 원흉이었다. 자연스럽지 않은 행위는 자연스럽지 않은 결과를 불러온다. 갑자기 변이한 맹독 대장균은 소 분뇨를 통해서 식육에 묻어 사람을 오염시킨다. 카메라 앵글은 어린 아들을 병으로 잃은 어머니를 쫓는다. 스크린에 비치는 그녀의 눈물을 보는 것만으로도 힘들다.

소가 소를 먹는 광우병의 무서운 실태

그러나 이것은 아직 전조에 불과했다. 최악의 비극이 인류를 습격한 것을 여러분도 잊지 않았을 것이다. '제2의 에이즈' 혹은 '20세기 말의 흑사병'이라는 광우병이 닥친 것이다.

1986년 처음 한 마리를 발견한 이래 광우병은 폭발적으로 증가했다. 1994년에는 13만 7,000마리에 달했다. 손해 금액은 영국에서만 약 25억 달러를 넘는다. 더욱 무서운 것은 광우병 소를 먹은 '사람'도 감염된다는 사실이다. 뇌에 스펀지처럼 구멍이 생겨서 결국 죽음에 이른다. 미국에 약 400만 명의 환자가 있다는 알츠하이머형 치매 중에는 광우병 환자가 상당수 포함되어 있다고 지적하는 연구자도 있다.

이런 수상한 전염병이 왜 퍼졌을까? 소에게 고기를 먹여 초식동물이 육식동물이 되었기 때문이다. 이 배경에는 죽음의 공장이라는 이름을 가진 '렌더링 플랜트(rendering plant)'가 존재한다. 렌더링 플랜트는 한마디로 모든 생물을 가루로 만들어버리는 공장이다. 병사한 소나 돼지 등 가축, 길에서 죽은 개, 서커스에서 죽은 코끼리, 스컹크, 쥐 그리고 뱀까지 모든 동물의 사체를 거대한 교반기에 넣고 흔적도 없이 다진 고기로 만든다. 이렇게 완성된 제품이 그 유명한 '육골분'이다. 완성된 육골분은 어디로 팔려가는가? 말할 것도 없이 사료 업자와 축산 농가다. 육골분을 사료에 배합해서 소, 돼지, 닭에게 먹인다. 가축은 죽은 동료의 시체를 먹고 있다.

이렇게 광우병의 병원체인 독소 단백질 프라이온(prion)은 폭발적으로 확대되었다. 가축이 죽은 가축을 먹고, 죽은 가축을 먹은 가축을 사람이 먹는다. 렌더링 플랜트에 의한 '리사이클'은 현대사회의 일그러지기 시작한 먹거리 구도, 그 자체다.

이런 현실을 알고 싶지 않다고 생각하는 사람도 있겠지만 모르는 사이에 무엇을 먹고 있는지 아는 것과 모르는 것의 차이는 크다. 몇 번이나 반복된 먹거리 비극은 모두 무지에서 시작되었다.

쇠고기를 먹은 유아의 유방이 커졌다

광우병 발생의 원인은 육골분만이 아니다. 연구자들은 '성장호르몬 투여', '항생물질 남용' 등 부자연스러운 축산 시스템이 광우병 발생의 배경에 있다고 경고한다. 무엇보다도 성장호르몬은 위험하다.

'광우병과 성장호르몬은 동전의 양면 같다.' 영국의 여성 저널리스트 J. 페렐라의 말이다. 성장호르몬 남용으로 광우병이 가속화되었다고 주장한다.

여기에도 유전자 조작 기술이 배경에 있다. 미국에서는 소를 단기간에 살찌우기 위해서 1960년대부터 여섯 가지 성장호르몬을 사용했다. 그중에서도 특히 나쁜 'rBGH(Recombinant bovine growth hormone)'라는 성장호르몬은 유전자 조작으로 생산한 것이다. 그 정체는 에스트로겐, 이른바 인공 여성호르몬으로 명백한 발암물질이다. 이 약을 개발한 곳은 역시 몬산토사다. 인공 유전자 조작 호르몬을 젖소에 투여하면 우유 생산량은 비약적으로 증가한다. 유럽 각국, 오스트레일리아, 뉴질랜드는 성장호르몬 사용을 완전히 금지했다.

"소와 사람의 건강을 위험에 드러내는 수많은 증거가 있다."

이것이 금지 이유다. 실로 옳은 식견이다. 그러나 몬산토사 등 대형 바이오테크놀로지 회사의 의회 공작으로 미국과 영국 정부는 허가하기로 결정 내렸다. 미국에서는 1993년부터 성장호르몬을 남용하기 시작했다.

그러자 젖소가 유방염에 많이 걸렸다. 항생물질 대량 투여 → 소의 저항력 저하 → 박테리아 증식 → 항생물질 추가 · 대량 투여, 이런 악순환을 반복한다. 소의 수명은 통상 25년이지만 rBGH를 투여한 소는 5년 만에 죽는다. 당연히 이런 약제는 우유와 식육에 잔류해서 최종적으로 소비자의 입에 들어간다. 가장 무서운 일은 인체 호르몬의 균형이 망가질 염려가 있다는 것이다. 성장호르몬을 투여한 쇠고기를 먹은 유아의 유방이 볼록해졌다는 이상 현상을 매스컴에서 보도한 적이 있다.

유해 호르몬 잔류량은 일본 소의 600배

홋카이도 대학의 한다 야스시 의사팀은 미국 소와 일본 소의 성장호르몬(에스트로겐) 잔류 농도를 비교 연구했다. 슈퍼마켓에서 30~40가지 샘플을 구매하여 검사한 결과 수치는 충격이었다.

미국산 쇠고기의 잔류 에스트로겐은 일본산 쇠고기보다 붉은 살은 600배, 지방은 140배나 높았다. 엄청난 숫자에 놀랄 따름이다. 지금까지 일본 정부는 '미국산 쇠고기의 잔류 에스트로겐은 일본산 쇠고기의 세 배 정도이므로 건강에는 영향이 없다'고 발표하고 수입을 허가했다. 그런데 실제로는 600배나 더 많았다. 미국의 압력에 굴복한 일본 정부의 비굴한 모습을 엿볼 수 있다. '잔류 수치'를 조작한 것이다.

한편, EU는 에스트로겐이 '인체 건강에 악영향을 미친다'고 판단했다. 에스트로겐 사용을 금지한 다음 미국산 쇠고기 수입도 금지했다. 일본과는 확실히 다른 의식의 차이가 드러난다.

미국산 쇠고기의 암 발생률은 5배

앞에서 기술한 것처럼 성장호르몬에서 강한 발암성 물질이 나타난다. 최근 미국산 쇠고기를 먹으면 '암 발생률이 5배'라는 보고가 있다. 94페이지에 일본인의 쇠고기 소비량과 자궁암(호르몬 의존성 암) 증가를 나타낸 그래프가 있다.

쇠고기 소비량(25퍼센트는 미국 소)은 1960년대와 비교하면 5배 급증하면서 자궁암은 7배 증가했다. 자궁암 이외에도 유방암 4배, 난소암 4배, 전립선암 10배, 증가 원인은 수입 쇠고기 때문이라고 해도 과언이 아니다.

일본인이 미국으로 이주하면 유방암, 난소암이 급증한다는 데이터가 있다. 둘 다 여성호르몬이 원인이다. 태국의 유방암 발생률은 일본의 3분의 2, 미국의 4분의 1이다. 쇠고기를 많이 먹지 않고 생선이 주요 단백질원이기 때문이라고 전문가는 지적한다. 에스트로겐이 유방암 발생 원인이라고 확인한 것은 1948년의 일이다. 의학에서는 이미 상식 수준이다.

다음 표는 일본인과 미국인의 난소암 발생률을 비교한 것이다. 이것을 보면 일본인이 가장 많이 암에 걸리는 연령대는 45~50세 여성이며, 이후로 발생률이 점점 내려간다. 왜 이렇게 수상한 곡선을 그릴까? 1970년경부터 쇠고기 수입이 증가한 것과 관계있다. 맥도날드의 진출이 그 상징으로 가정에서도 불고기와 햄버거를 자주 먹게 되었다. 1991년 쇠고기 수입 자유화가 소비를 더욱 가속했다. 다시 말해서 현재 45~50세 이하 여성은 어릴 때부터 수입 쇠고기를 먹고 자랐다. 그래서 미국과 비슷한 수준의 암 발생률이 나타나는 것이다. 물론 여성만의 이야기는 아니다.

'불고기를 주에 1.5번 먹으면 전립선암 위험이 30퍼센트 증가한다.' (남캘리포니아 대학)

'쇠고기의 잔류 호르몬 때문에 1975년 이후 미국 남성의 전립선암이 60퍼센트, 정소고환암이 59퍼센트 증가했다.' (일리노이 대학)

대학 연구 결과 이런 충격적인 사실이 밝혀졌다. 이래도 여러분은 불고기 정식을 먹을 것인가?

쇠고기 소비량과 호르몬 의존성암 발생 수의 추이

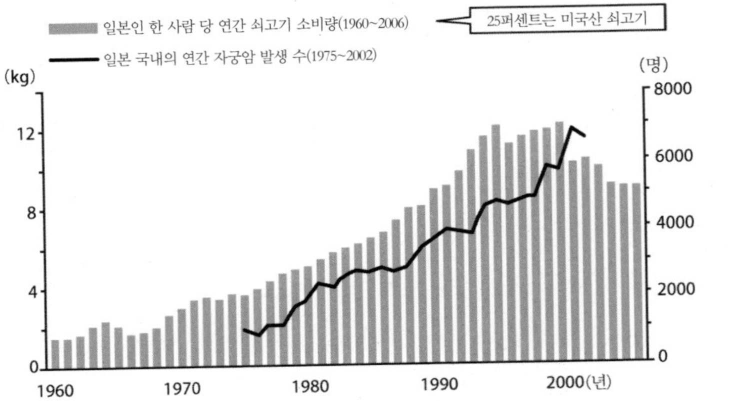

난소암 발생률의 미국과 일본 비교

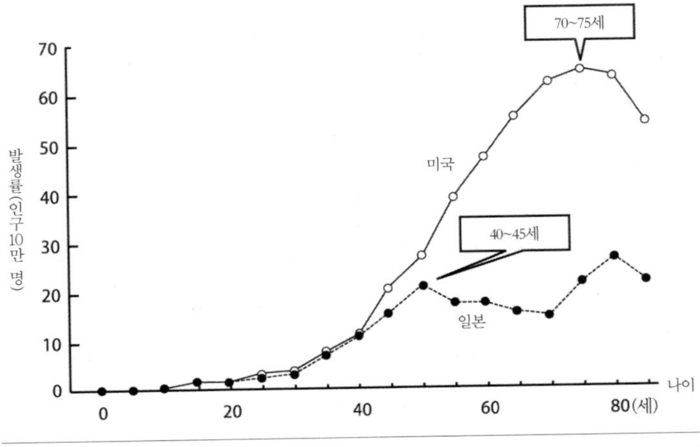

출처 : 〈주간문춘〉 2012년 11월 22일

닭똥을 먹고 살진 소를 먹고 있다

앞에서 미국 채식 운동의 리더 하워드 라이먼의 《아직도 고기를 먹고 계십니까?(まだ、肉を食べているのですか)》라는 책을 소개했다. 책 속에서 소개한 '똥을 먹는 가축'의 이야기는 충격적이다. 미국 가축 산업 전체에서 매년 배설하는 분비물의 양은 16만 톤에 이른다. 그렇다면 이 방대한 분비물을 어떻게 처리하고 있을까? 일부는 가축에게 먹이는 것으로 처분했다. 축산 농민은 이렇게 증언한다.

"양계장 바닥에서 끌어 모은 74톤의 찌꺼기를 소에게 먹인다."

"닭똥이 없으면 사육하는 소의 반은 팔아야 할 실정이다."

또한 닭똥과 소량의 콩 섬유를 섞어서 소 8,000마리에게 사료로 준다고 한다. 이처럼 농민들은 진실을 말하고 자신의 본심을 드러냈다.

이 책에서는 이외에도,

'광우병 전염과 농업화 시스템의 폭동'

'항생물질과 인공 호르몬의 지옥'

'소비자를 속인 대기업과 국가의 범죄'

등을 철저하게 밝히고 있다. 꼭 읽어보기를 바란다.

클론 소는 제2의 광우병을 불러온다

유전자 조작 악몽의 대표는 유전자 복제 동물, 클론이다. 생물은 모두 부모의 생식세포 교배로 탄생한다. 이것이 생명의 비밀이고 진리다. 클론은 생물의 체세포를 만든다. 조직 세포를 채취해서 배양, 세포분열 과정을 거쳐 복사된 인공 동물이 탄생한다. 클론 동물 1호는 1997년에 발표하여 세계적으로 화제가 된 양 '돌리'다. 클론 기술은 축산, 의료 등에 크게 공헌할 것이라며 연구자들은 자화자찬한다. 그런데 과연 사실일까?

영국의 《인디펜던트》지는 엄청난 데이터를 제시하여 경종을 울린다.

'클론 양 사망률 64퍼센트!'

돌리를 세상으로 내보낸 PPL 세라퓨틱스사는 인간의 병을 고칠 목적으로 양에게 인간 유전자를 삽입하고 클론 양 '포리'를 탄생시켰다. 그런데 포리에서 만든 클론 양에게서 이상 증상이 발생했다. 14마리 중 9마리가 죽었다. 보통 양의 사망률은 8퍼센트인데 클론 양의 사망률은 64퍼센트였다. 태어났을 때의 체중도 3킬로그램, 8킬로그램 등 제각각이다. 부자연스러운 유전자 조작이 인공 동물을 죽음으로 몰아넣었다.

하지만 미국의 FDA는 놀랍게도 클론 소를 '먹어도 안전하다', '표시 의무가 없다'면서 시판을 허가했다. 광우병에 이어서 또 다른 비극이 발생할 것 같은 나쁜 예감이 든다.

나무에 소가 주렁주렁 열리다

전 세계의 시민 그룹과 양심 있는 과학자는 유전자 조작 식품을 계속해서 반대하고 있다. 반대 운동의 중심 역할을 한 그룹은 미국 워싱턴 DC에 본부를 둔 '퓨어 푸드 캠페인'이다. 왜 전 세계의 시민 단체는 한마음으로 유전자 조작 식품을 반대할까? 유전자 조작은 '인간이 신의 영역을 침범'하는 기술이기 때문이다. 요컨대 신을 두려워하지 않는 기술로 신처럼 행세하는 위험성에 그들은 경종을 울린다.

정확하게 말하면 인류가 손에 넣은 유전자 조작 기술은 '신의 영역'을 이미 초월했다. 새로운 생명과 품종을 낳는다는 것은 바로 조물주인 신의 손을 대신하는 행위다. 유전자 조작 기술로 이제 신도 할 수 없는 행위를 아무렇지 않게 하고 있다. 절대 교배할 수 없는 다른 생물 유전자를 태연히 교배하고 있다. 환경 단체, 시민 그룹, 연구자가 걱정하는 것은 그 일탈의 공포다.

다음 그림은 유전자 조작에 반대하는 미국 시민 단체가 만든 것이다. 주사기 안에 '사람의 태아', '소', '돼지', '양'이 들어 있다. 이런 여러 유전자가 섞여서 사람 · 소 · 돼지 · 양이 합체된 '괴물 가

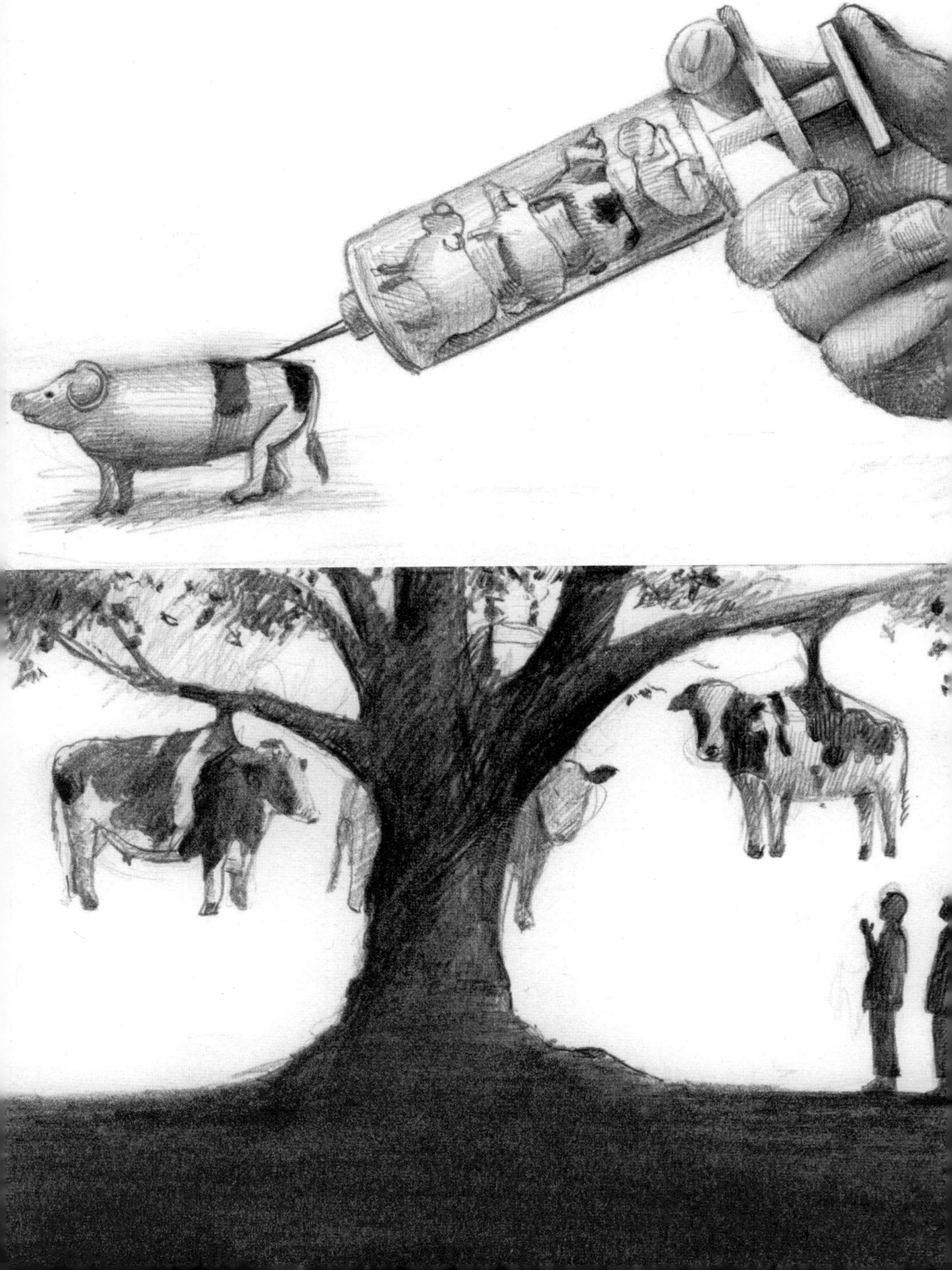

축'이 탄생한다. 그림의 왼쪽 아래에는 유전자 조작으로 만들어지는 신종 가축이 그려져 있다. 얼굴은 돼지, 상반신은 양, 하반신은 소, 자세히 보면 다리는 사람이다. 자연계에서는 절대로 만들어질 수 없는 '괴물'이 유전자 조작 기술로 나타난다. 이런 공포가 현실이 될 수도 있다. 유전자 조작은 광기의 연구에 빠진 과학자들의 짓이다. 유전자 조작 기술은 미친 짓이다.

왼쪽 아래 그림은 무엇을 뜻하는가? 나무에 소가 걸려 있다. 이것을 가리키면서 남자가 말한다.

"유전자 조작 덕분에 우리는 모두 채식주의자가 되었어!"

식물과 동물의 유전자 교배라는 정말 무서운 사실을 지적한다. 자연계에서는 동물도 식물도 같은 종끼리 교배해서 자손을 남긴다. 그런데 유전자 조작 기술로 동물과 식물의 교배 같은 자연계에서는 절대로 있을 수 없는 일이 일어나고 있다.

지구환경을 파괴하는 유전자 오염의 공포

유전자 조작 생물의 공포는 그들이 자연환경 속으로 뛰쳐나왔을 때 시작된다. 이런 기묘한 동물과 농작물을 100퍼센트 실험실에 가두어 두는 일은 불가능하다. 고의로 내보내거나 우연한 사고로 유전자가 확산된다. 인공 생물이 야생 생물과 교잡하여 새로운 차세대 종이 출현한다.

믿기 어려운 일이지만 유전자 오염은 이미 일본을 침식하고 있다. 2009년 일본 미에 현의 빈 땅에서 높이 1m가 넘는 기묘한 브로콜리가 발견되었다. 원인은 유전자 조작 유채씨였다. 유채씨는 캐나다산을 중심으로 연간 200만 톤을 수입하는데 70퍼센트 이상이 유전자 조작 생산물이다. 트럭 수송 중 떨어진 유전자 조작 유채씨가 야생이 된 예가 전국에서 나타나고 있다.

그리고 그것은 같은 배추과인 브로콜리와 교잡한다는 사실을 '라운드업'에 대한 내성 유전자 검사로 확인했다. 전문가는 '배추과인 채소로는 배추, 순무 등이 있으며 교잡이 퍼질 염려가 있다'고 지적한다. 농수성도 '유채씨 이외의 유전자 조작 식물이 발견된 것은 전국에서 처음'이라며 놀라움을 감추지 못했다.

기형 브로콜리가 다시 배추나 순무와 교잡을 반복하는 사태를 상상하니 소름이 끼친다. 일본은 지금까지 본 적이 없는 기괴한 식물로 가득 찰 것이다. 이렇게 인공 유전자가 생태계를 파괴하고 있다. 이것이 유전자 오염이다. 환경 속으로 확산된 유해 유전자는 다시 되돌릴 수 없다. 생물 재해가 확대되고 있다. 일본에서도 유전자 조작 생물 규제를 위해서 2004년부터 '카르타헤나법'이라는 법률을 실시했다. 이것은 국제연합 조약인 '카르타헤나 의정서'를 바탕으로 한다. 이 법을 통해 앞으로 소개할 '형광 송사리' 같은 '괴물 동물'의 일본 수입을 금지하고 있다.

하지만 미국, 캐나다, 오스트레일리아, 아르헨티나 등 거대한 농업 비즈니스의 지배를 받고 있는 농업국은 의정서 참여를 거부했다. 미국은 유전자 조작 식물은 물론 유전자 조작 동물도 규제하지 않는다.

38명이 사망한 트립토판 사건처럼 이런 기술은 상상 이상의 비극을 불러온다. 비극을 반복하지 않기 위해서 세계의 시민 단체, 환경 단체 등은 강력하게 아래의 네 가지를 요구한다.

① 근시안적 상업적 이용을 그만두어라!

② 과학적 안전 심사 체제를 확립해라!

③ 유전자 조작 정보에 관한 기초연구를 충실히 해라!

④ 유전자 조작 식품을 동결해라!

유전자 조작 식품의 선진국인 미국에서는 알레르기 급증, 당뇨병, 비만 같은 병이 생기거나 사망에 이르는 비율이 증가했다. 우리는 결코 같은 길을 걸어서는 안 된다.

5장

무르지 않는 토마토와 공포의 전갈 유전자 양배추

세계 최초 유전자 조작 상품
무르지 않는 토마토

유전자 조작 식품의 원조라고 할 수 있는 것은 '무르지 않는 토마토'다. 1994년 캘리포니아에 본거지를 둔 바이오 화학 기업 칼진(Calgene)사가 개발했다. 같은 해 FDA가 판매를 허가하여 유전자 조작 토마토는 슈퍼마켓 채소 코너에 바로 진열되었다. 이 토마토의 특징은 숙성하지 않는 점, 즉 무르지 않는다는 것이다. 채소와 과일은 수확하고 시간이 지나면 점차 신선도가 떨어지는데 이것은 자연의 섭리다. 토마토도 금방 땄을 때는 단단하고 향도 좋으며 윤기가 있지만 빨리 물러진다. 그러나 유전자 조작 토마토는 무르지 않는다.

어떻게 이런 일이 가능할까? 토마토가 무르는 것은 '폴리갈락투로나제(Polygalacturonidase)'라는 효소 작용 때문이다. 이 효소가 토마토에 쌓이면 숙성하면서 신선도를 잃는다.

'효소의 작용을 멈추면 무르지 않을 것이다'라고 생물 공학자는 생각했다. 연구자들은 효소 유전자를 특정하여 그것이 발현하지 않도록 '반대 방향의 유전자' 삽입에 성공했다. 결과는 예상대로 토마토의 숙성이 멈추면서 시간이 지나도 금방 수확한 것처럼 싱싱했다. 그래서 '플레이버 세이버(FLAVR SAVR)'라는 새 이름을 붙였다. '언제까지나 향을 간직한다'는 뜻이다.

그러나 토마토의 생명은 길지 않았다. 1997년 유전자 조작 토마토의 생산을 중단하기로 결정했다. 왜냐하면 너무 예민했기 때문이다. 사실 유전자 조작 토마토는 맛이 달랐다. '이름과는 달리 향이 없다', '맛도 밋밋하다'라는 평을 들을 정도로 맛이 없었다. 그래서 계속 생산하고 싶어도 팔리지 않아서 생산을 중지했다. 소비자가 토마토를 선택하는 기준은 '맛있다'와 '맛없다'이다. 소비자의 입맛에 맞지 않으면 시장에서 퇴출 당할 수밖에 없다. 유전자 조작 식품뿐 아니라 모든 상품에 공통으로 적용된다.

전갈 유전자를 삽입한 괴기한 양배추

이후 유전자 조작 기술도 진보했다. 슈퍼마켓에는 맛이 좋아진 유전자 조작 채소가 차례차례 선보였다. 포스트게놈 연구소의 무라이 후카시는 "이미 미국 토마토의 70~80퍼센트는 유전자 조작 토마토다"라고 한다. 유전자 조작 기술의 최첨단에서 어떤 일이 일어나고 있는 것일까? 그 중에서도 특별히 소름끼치는 것을 소개하겠다.

유전자 조작 농작물 중에서도 양배추는 특별하다. 식용 양배추에 맹독을 만드는 전갈 유전자를 삽입했다. 슈퍼마켓 채소 코너에 진열되어 있는 평범해 보이는 양배추가 사실은 '전갈 독이 든 것'이라면 누구나 비명을 지르며 달아날 것이다. 전갈 독이 든 양

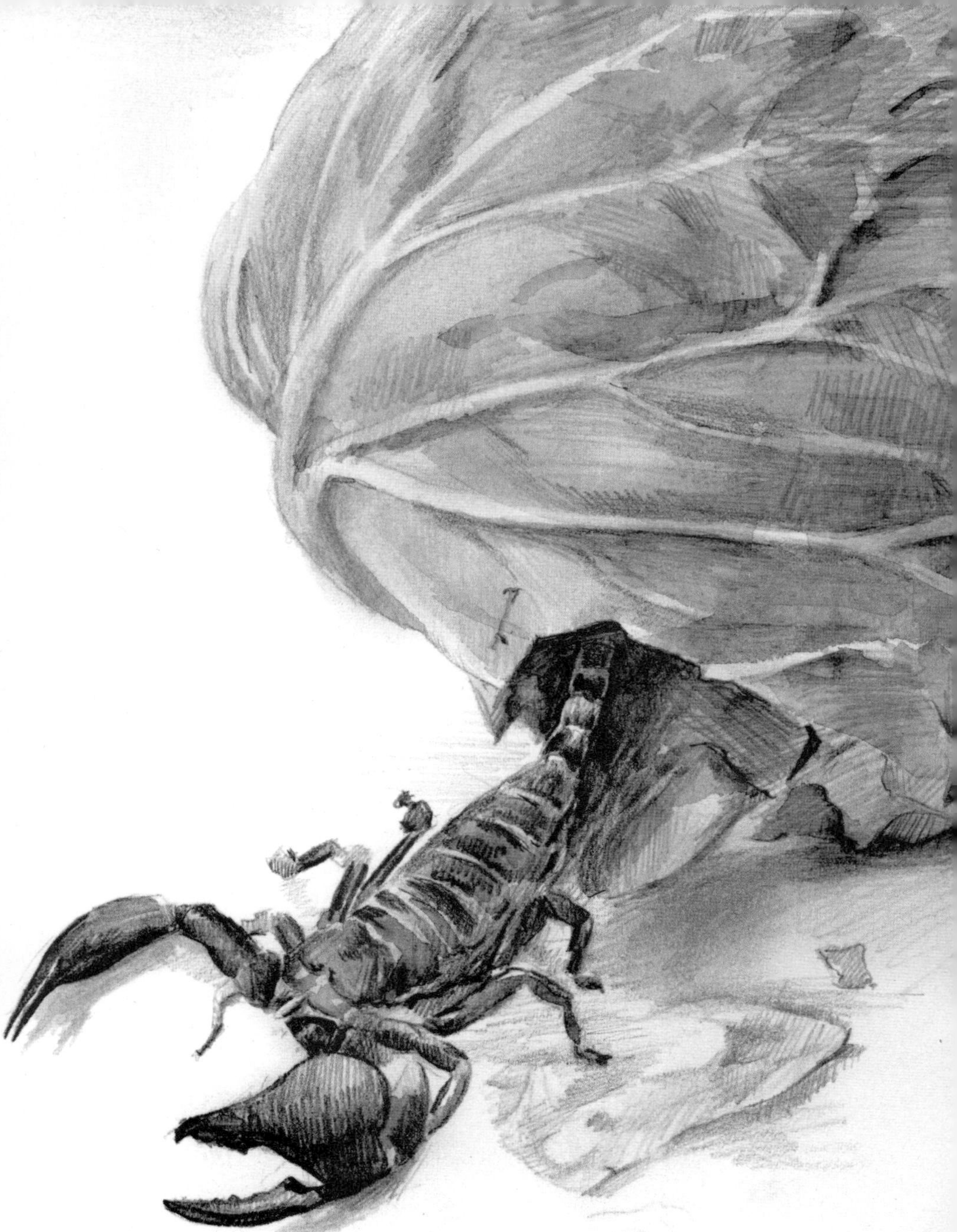

배추가 식탁에 올라오면 여러분의 반응은 어떨까? 맛을 보고 싶다면 상당히 비위가 좋은 사람이다.

대개 '곤충'과 '식물'을 유전자 측면에서 교배한다는 것은 자연계에서는 절대로 일어날 수 없는 현상이다. 신도 할 수 없는 일을 과학자가 하고 있다.

'왜 이런 일을?' 그 답은 농약 사용을 억제하기 위해서다. 전갈의 독이 노리는 것은 양배추 잎을 먹는 작은 쐐기벌레다. 쐐기벌레가 양배추 잎을 한입이라도 먹으면 바로 독이 온몸을 돌아 즉사한다. 킹콘처럼 바깥에서 농약을 뿌리는 대신 유전자 조작 기술로 농작물 안에 농약을 넣는다는 발상이다. 과연 사람이 이것을 먹어도 괜찮을까? 그러나 개발자는 아주 침착하게 단언한다.

"사람에게는 무해합니다. 안심하고 드셔 보시기 바랍니다."

살충 양배추가 쐐기벌레를 낳는다

다행히 현시점에서는 전갈 독이 있는 양배추의 재배와 판매는 허락받지 못한 상황이다. 만약 맹독 양배추가 실현된다면 어떻게 될까? 아마도 앞에서 소개한 인도 지나반도에서 중국 남부에 걸쳐서 발생한 식량 위기와 같은 길을 걷게 될 것이다.

쐐기벌레는 양배추에 함유된 전갈 독에 내성이 있어 슈퍼 쐐기벌레로 변신한다. 그리고 양배추를 남기지 않고 갉아먹는다. 게다가 생태계의 균형이 깨져서 쐐기벌레 이외의 곤충을 대량 발생시킬 가능성이 있다. 이것을 2차 해충이라고 한다. 자세한 것은 9장에서 언급하겠다. 일찍이 몬산토사는 이 때문에 실패했다. 2차 해충의 발생으로 농약 가격이 올라 수익이 생산 가격을 따라가지 못했다. 원래 양배추는 무농약으로 재배할 수 있다. 친환경 방법으로 채소를 무농약 재배하는 농가가 많다. 굳이 엄청난 돈을 들이고 시간과 노동을 투자해서 맹독 몬스터 채소를 만드는 이유를 모르겠다.

몬산토사 직원의 인터넷 댓글 공작인가?

맹독 양배추는 인터넷에서 화제가 되었다. 어떤 웹 사이트에는 이런 글이 올라왔다.

'맹독 양배추는 사람에게 해가 없다고 하지만 어떻게 해를 입지 않을 수 있습니까?'

이런 질문에 익명의 답변이 있었다.

'전갈 중에는 먹이가 되는 곤충만 잡을 수 있는 독을 가지고 있는 종이 있습니다. 이런 종의 전갈 독은 곤충에게만 효과가 있습니다.'

'이런 종의 전갈 독성은 신경계 전달을 방해하여 곤충을 마비시키고 죽음에 이르게 합니다. 이것을 '나트륨 채널 저해'라고 합니다. 여기서 중요한 것은 나트륨 채널에는 여러 가지가 있다는 것입니다. 전갈 독은 곤충의 나트륨 채널만 방해하므로 포유류와는 상관없습니다.'

'BT(해충 저항성) 단백질은 알칼리성 위액으로 소화해야만 독성을 발휘하기 때문에 곤충 이외는 효과가 없습니다. 또한 살충 활성(殺蟲活性) 작용점 자체가 사람에게는 없다고 합니다.'

여기까지 읽고 답변자는 일반인이 아니라고 확신했다. 나트륨 채널, 살충 활성 작용점 등은 일반인이 알 수 없는 정보다. 답변자는 바이오 화학 기업의 개발자, 이를테면 일본 몬산토사에 소속된 연구자인 것 같다. 이런 생각을 하면서 답변을 보니 아전인수의 웃기는 논리다. 답변자는 '신경계의 전달을 방해하여 죽인다. 이것은 곤충의 신경계 전달만 방해한다고 한다' 라면서 안전하다는 것이다.

나는 《악마의 신농약 '네오니코티노이드'(悪魔の新農薬, ネオニコチノイド)》를 집필할 때의 일이 떠올랐다. 많은 참고문헌에 '꿀벌 신경 전달 시스템과 사람의 신경 전달 시스템은 같다'고 기재되어 있었다. 곤충도 포유류도 신경 전달 작용은 같은 것이다.

전문적인 이야기지만 신경섬유(뉴런) 사이의 정보 전달은 신경호르몬의 신경전달물질과 전해질 이온을 통해 이뤄진다. 다시 말해서 신경세포 사이의 전기신호를 주고받는 것이다. 칼륨이온이나 나트륨이온도 중요한 전달 물질이다. 칼륨이온이나 나트륨이온이 넘치거나 모자라도 신경 전달을 방해한다. 동물 안락사에는 대량의 칼륨 주사를 사용한다. 칼륨이온이 넘치면 심근 박동을 담당하는 신경 전달을 방해하면 심장마비로 사망에 이른다. 전갈 독으로 인한 죽음도 같은 메커니즘으로 곤충도 사람도 신경 전달 메커니즘은 같다. 결국 이 말은 전갈 독으로 전달이 방해를 받으면 곤충은 죽어도 '사람은 즉사하지 않는다'는 말에 불과하다. 안전하다는 것은 무책임한 발언이다.

미지의 독물,
미지의 독성이 넘쳐난다

답변자는 전갈의 독성은 한 가지뿐이라고 말하지만 그렇지 않다. 다소 차이는 있겠지만 다양한 독소의 복합체라고 생각하는 것이 자연스럽다. 해명된 독성 물질만 논하는 것은 무의미하다. 불순물이라고 무시한 것 중에도 아마 엄청난 독성 물질이 섞여 있을 것이다. 알 수 없는 미지의 물질도 많이 포함하고 있다. 또한, 곤충과 식물을 교배한다는 전대미문의 조작을 통해 유전자가 손상되거나 변질될 가능성도 있다. 그래서 알 수 없는 물질(독소)이 생성될 우려가 충분하다.

트립토판 사건을 다시 한 번 기억하기를 바란다. 유전자 조작 미생물이 알 수 없는 독성 물질을 만들어내고 희생자를 낳았다. 이때도 전문가들은 '상상할 수 없는 일'이라고 연발했다. 게다가 '알칼리성 위액으로 소화하지 않으면 독성을 발휘하지 않는다'고 하지만, 독극물의 독성은 한 가지가 아니다. 급성 독성, 만성 독성, 피부 독성, 점막 독성, 신경 독성, 발암 독성, 유전 독성, 기형 유발 독성 등 생각나는 것만 해도 이 정도다. 물론 우리가 잘 모르는 독성도 매우 많다.

답변자가 말하는 독성이란 대체 어떤 독성을 말하는 것일까? 독성이 발휘되지 않으니 안전하다는 것은 비과학적이다. 또 '살충 활성의 작용점이 인간에게는 없다'는 것은 무슨 말인가? 이런 주장은 몬산토사 같은 거대 농업 기업의 주장이다. '살충 활성'이란 '살충 독성'을 말하고, '작용점이 없다'는 것은 '작용하지 않는다'는 뜻이다. 답변자는 '살충제는 인간에게는 작용하지 않는다. 그러므로 해가 없다'는 어처구니없는 말을 한다. 이것은 살충제를 먹고 마셔도 사람은 안전하다는 것인가?

거짓말도 적당히 하라고 하고 싶다. 다시 한 번 말하지만 유전자 조작 기술이 무서운 것은 상상도 할 수 없는 일이 일어날 수 있다는 점 때문이다. 그래서 세계의 시민 단체, 환경 단체, 학자들이 반대한다. 이미 옥수수와 감자의 독성을 경고했지만, 빙산의 일각일 뿐이다. 숨겨진 유해성과 독성은 셀 수 없이 많다. 전갈 독이 든 양배추는 나쁜 장난에 지나지 않는다. 영원히 만들면 안 된다.

이제는 주사가 필요 없다, 백신 바나나

'바나나가 예방접종 역할을 한다?'

말로만 들어서는 무슨 이야기인지 이해가 되지 않는다. 유전자 조작으로 탄생한 이 기묘한 바나나는 보기에는 평범하지만, 의약품 백신 성분을 스스로 만든다.

'이제부터는 B형 간염이나 콜레라 예방접종은 아픈 주사가 아니라 달콤한 바나나 하나로 해결된다.' (MNN 뉴스 2010년 9월 22일)

의약품 바나나를 어떻게 만들까? 병원균과 바이러스 성분을 만드는 유전자를 바나나에 삽입하여 만든 것이다. 바나나는 직접 병원체 성분을 생성하여 이것이 '면역원'이 된다. 유전자공학 전문가에 따르면 바나나가 아니어도 상관없다고 한다. 다른 농작물 이를테면 감자, 당근, 양상추 등 무엇이든 백신으로 만들 수 있다. 개발자가 바나나를 선택한 것은 '쉽게 먹을 수 있다', '소비자가 좋아한다'는 이유 때문이다. 그러나 이 바나나에는 치명적인 문제가 있다. 모든 백신은 독이므로 유전자 조작 바나나도 체내에서 독소를 생산하는 이른바 '독을 품은 바나나'다.

귀를 의심하는 분도 있겠지만, 의학 분야는 백신(예방접종) 자체의 유효성을 완전히 부정하고 있다. 백신이란 병원균이나 바이러스 등 '독소'를 약하게 만들어서 인체에 투여하는 것이다. 백신이 면역원으로 작용하여 체내에서 감염증과 싸우는 항체를 만드는 원리다. 참으로 명쾌한 원리다. 나도 오랫동안 예방접종의 효과를 믿고 의심치 않았다. 그런데 이것이야말로 교묘하게 세뇌시켜서 만들어낸 착각이었다.

'백신은 위험하다.'

'부작용으로 사망자 속출' 하고

'감염증에는 무효'하기까지 하다.

이것만이 아니다.

'폭발적으로 감염증을 늘린다.'

전 세계에서 놀라운 보고가 나오고 있다. 그러나 국가나 매스컴은 이런 사실에 침묵하기 때문에 일반 사람의 귀에는 들리지 않는다.

예방접종은 극약을 맞는 것과 같다

백신이 백해무익하다는 증거를 나열하겠다.

① 인플루엔자

"인플루엔자 백신은 효과가 없습니다. 바이러스를 공부하는 사람에게는 상식입니다."

모리 히로코 의학박사는 이런 충격적인 증언을 했다. 그녀는 국립 공중 위생원(현 국립 보건 의료 과학원)의 전 감염증실 실장

이다. 예방접종의 전문가가 '효과 없다'고 단언하고 있다. 근거는 '마에바시 리포트'라는 역학조사다. 백신의 집단접종을 중지한 군마 현 마에바시 시와 접종을 계속해 온 다른 지역을 비교한 것이다. 조사 결과 인플루엔자 발생에는 전혀 차이가 없다는 것이 밝혀져 무효성이 입증되었다(모리 히로코 《인플루엔자 백신은 맞지 마!(インフルエンザ・ワクチンは打たないで!)》).

한편 백신 부작용으로 사망사고도 속출하고 있다. 백신은 극약으로 지정된 수십 가지 유해 성분의 진액이기 때문이다.

② 자궁 경부암

"자궁 경부암 백신은 효과가 없습니다."

이렇게 단언하는 사람은 쓰루미 다카후미 의사(쓰루미 클리닉 원장)다. 백신의 효과를 믿는 여성에게 "HPV가 자궁 경부암의 원인이라고 하지만 미국 본토에서는 부정하고 있다. 바이러스는 암을 키우는 힘이 없다"고 말한다.

그렇다. 미국 식품의약청(FDA)은 'HPV는 발암과 무관하다'고 공식적으로 인정했다. 바이러스가 원인이 아닌데 일본 정부는 바이러스 대책으로 예방접종을 주장한다. 자궁 경부암 백신은 효과가 없을 뿐 아니라 아주 위험하다.

사실 인도에서는 자궁 경부암 백신(Merck사 제조)을 120명의 소녀에게 접종한 후 네 명이 사망한 비극이 발생했다. 이 백신도 역시 수십 가지 유독 성분의 혼합물이기 때문이다.

③ 디프테리아

독일은 나치 시대에 디프테리아 예방접종을 전 국민에게 강요했다. 그 결과 오히려 디프테리아 환자가 15만 명이나 증가했다. 예방접종을 하지 않았던 같은 시기 노르웨이에서 발생한 환자 수는 겨우 50명이었다. 예방접종을 강제로 시행하여 3,000배나 많은 감염 환자가 발생했다.

④ 소아마비

미국에서 소아마비 백신 접종을 강요한 주에서는 소아마비 환자가 미국 전체 평균보다 일곱 배나 급증했다. 의료 마피아가 환자를 대량 생산하기 위해 예방접종을 확산시켰다는 사실이 또다시 증명된 셈이다.

⑤ 일본뇌염

최근 일본에서도 어린 생명이 희생되었다. 접종 직후 부작용으로 급사한 것이다. 일본뇌염 백신 역시 독물 진액이므로 부작용이나 사망사고가 발생하는 것은 당연한 일이다. 원래 일본에서는 일본뇌염 환자가 연 세 명에서 네 명 정도 발생하므로 전 국민에게 백신을 강요하는 것은 어불성설이다.

⑥ 천연두

예전에는 세계 각지에서 천연두가 크게 유행했지만, 서양에서는 천연두 백신이 무효하다고 단정 짓고 접종을 중지했다. 영국에서는 1948년 금지했다. 그러나 미국에 점령된 일본은 30년간 백해무익한 백신을 강요 받았다.

록펠러가 꾀한 환자 대량 생산

백신이 얼마나 백해무익한지 말을 하자면 끝이 없다.

'바나나에 백신 기능을 넣는다'는 발상 자체가 말도 안 된다는 사실을 이해했을 것이다. 그렇다면 왜 전 세계에서 백신을 계속 강제로 접종하고 있을까? 2장에서 소개한 저널리스트 유스타스 멀린스는 록펠러 재벌의 음모라고 단정한다.

"위험성에 대한 경고나 반대 의견을 모두 무시하고 모든 미국 국민에게 예방접종을 의무화하기 위해서 19세기 전반에 걸쳐 싸워온 자가 록펠러 재벌이었다."

문명비평가 데이비드 아이크도 고발한다.

"위험한 것은 인플루엔자가 아니라 백신이다."

그는 백신의 진정한 목적은 환자 대량 생산이라고 한다. 국제적인 의료 기관 '빅 파더'에게 의료 시장은 거대한 이득을 얻을 수 있는 시장이다. 각국 정부가 비판하지 않는 것도 록펠러 등 거대 재벌의 지배력이 이미 국가 수준을 넘었기 때문이다.

이것은 농업 괴물 몬산토사의 횡포이고 전 세계 정부가 침묵하고 있는 현상과 겹쳐진다. 게다가 아이크는 '돼지 인플루엔자', '조류 인플루엔자'라는 소동은 인공 바이러스 때문이라고 지적한다.

"바이러스를 조합해서 뿌린 다음 오래전부터 계획하고 있던 대량 백신 접종 계획을 시행하고 있다."

이것이야말로 병 주고 약 주는 셈이다. 이렇게 방대한 백신 이권이 의료 마피아 손에 들어갔다. 백신 바나나는 백신 환상에 편승한 나쁜 상술이라고 할 수 있다.

6장

두 배 속도로 성장하는 연어와 깃털이 없는 닭

두 배 속도로 성장하는 괴물 연어

먼저 다음 페이지 사진을 보기 바란다. 둘 다 연어로 앞의 것은 천연 연어, 뒤는 유전자 조작 연어다. 둘 다 같은 시기에 부화해서 같이 자랐다. 그런데 뒤의 연어는 천연 연어와 비교해서 몸길이가 약 두 배고 몸무게는 여덟 배가 넘는다고 한다. 이것이 두 배 빨리 성장하는 유전자 조작 연어다. 유전자 조작은 어디까지 생명을 조작할 수 있을까? 놀라고 있을 때가 아니다. 괴물 연어가 우리 식탁에 올라올 가능성도 있기 때문이다.

연어를 개발한 것은 미국 매사추세츠 주의 아쿠아바운티 테크놀로지스사(이하 아쿠아사)다. 평범한 애틀랜틱 새먼(Atlantic Salmon)에 성장이 빠른 등가시치과(Zoarcidae)의 유전자를 삽입하자 일 년 내내 성장호르몬을 분비해서 연어는 급성장하기 시작했다. 이 연어를 '아쿠아 어드밴티지'라고 이름 붙였다. 당연히 개발자는 이 연어의 생물 특허를 획득했다. 하루라도 빨리 시장에 유통해서 이익을 올리려는 것이다. 그러나 판매 허가를 해주는 미국정부(FDA)가 평상시와 달리 신중한 태도를 보이고 있다.

지금까지 미국은 유전자 조작 농작물의 재배와 판매 허가를 남용했다. 그러나 유전자 조작 동물의 시장 유통은 아직 허가하지 않는다. 예외적으로 유전자 조작 양젖을 이용한 혈전 예방약을 인정한 정도다. 유전자 조작 연어의 판매를 허가하면 유전자 조작 기술을 식용동물에 사용한 1호가 된다. 그래서 전 세계인이 FDA의 결정을 주목하고 있다.

식용 유전자 조작 동물이 시장에 선보일까?

유전자 조작 연어를 개발한 아쿠아사는 자랑스럽게 말한다. "유전자 조작 연어가 시장으로 출하할 수 있는 크기로 성장하는 기간이 보통 연어와 비교해서 반으로 단축되었다." 이 회사는 유전자 조작 연어의 세 가지 장점을 강조한다.

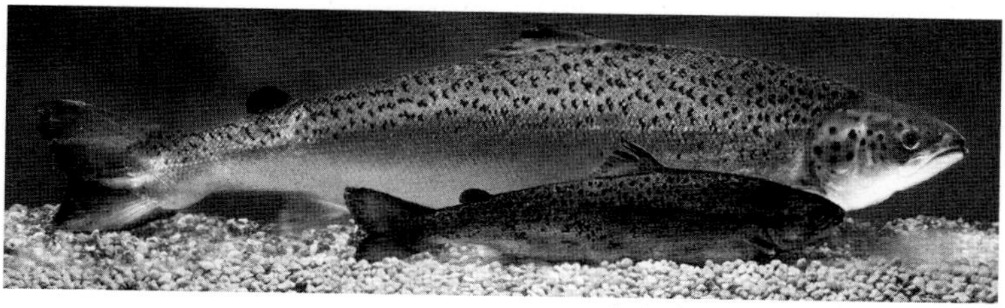

출처 : 〈Mail Online〉 2012년 9월 19일

① 높아지는 연어 수요에 대응할 수 있다.

② 천연 연어 남획을 방지할 수 있다.

③ 양식할 때 병에 걸릴 위험이 적다.

과연 정말 잘 될까? 부자연스러운 유전자 조작 생물은 생각지도 못한 단점을 가지고 있다. 앞에서 이야기한 사망률이 64퍼센트에 달하는 클론 양이 좋은 예라고 할 수 있다. 그러나 아쿠아 사는 '이 기술은 안전하고 지속할 수 있는 확실한 식량 제공에 강력한 기둥이 된다'며 FDA 허가에 자신감을 보이고 있다.

실제로 얼마 전까지 미국 정부도 두 배 빨리 성장하는 연어 판매를 '곧 승인하겠다'는 의향을 보였다. 유전자 조작 동물이 처음으로 미국 국민의 입에 들어가는 것도 시간 문제라고 생각했었다. 그런데 여기서 생각지도 못한 일이 발생했다. 다음과 같이 경고하는 논문이 권위 있는 과학 잡지 〈사이언스〉에 등재된 것이다.

"허가를 지나치게 서두르면 유전자 조작 동물이 사회에 미치는 위험성을 간과할 가능성이 있다."

미국과 노르웨이 과학자 공동팀이 발표한 논문으로 그들은 유전자 조작 동물이 미칠 영향은 '아직 연구가 끝나지 않았다'고 지적한다. 건강과 환경에 미칠 영향은 말할 것도 없다. 경제에 미칠 영향, 미국 국민의 식습관과 구매 습관에 미칠 영향도 알 수 없다.

〈사이언스〉지의 경고로 한풀 꺾인 것일까? FDA는 '승인 결정까지 아직 기한은 정하지 않았다'고 말한다. '곧 승인한다'는 계획을 연기한 상태다.

양식 있는 사람들의 호소가 국가를 움직였다

논문뿐만 아니라 경제학자 마틴 스미스도 유전자 조작 연어 유통을 염려한다.

"전례가 생기면 유전자 조작 동물은 계속 늘어날 것이다."

이른바 개미 구멍 하나 때문에 든든한 제방도 무너지는 격이다. 연어가 시장 유통 돌파구를 열면 각종 유전자 조작 동물이 시장으로 흘러나온다. 연어처럼 몸길이가 두 배인 괴물 돼지와 몸무게가 여덟 배인 괴물 소가 출현해도 이상하지 않다. 홍수처럼 쏟아져도 막을 수 없다. 이때 우리 인류의 건강, 식생활, 지구 환경은 대체 어떻게 될까?

스미스는 "식품 가격이 내려가서 사람들이 식비 이외의 것에 돈을 쓸 수 있는 것은 좋은 일이다"라고 장점을 인정하면서도 "만약 건강에 나쁜 식품이라면 어떻게 될까? 싼 가격 때문에 모두 이 상품을 선택하면 국민 전체의 건강이 나빠질 것이다"라고 염려한다. 또한, 전문가들도 정부에게 허가하지 말라고 호소하고 있다. 이유는 '인체와 환경에 대한 위험성이 지금까지의 연구로는 불충분하다'는 것이다.

AFP 통신의 켈리 쉐리든 기자는 '반대 소리를 내는 것'의 효용성을 말한다. "전문가가 위원회에 보내는 보고에는 구속력이 없다. 그러나 FDA는 통상 이런 권고에 따르는 일이 많다."

만약 괴물 연어가 바다로 달아난다면?

학자뿐만 아니라 환경보호 단체도 괴물 연어 시장유통에 강하게 반대한다. '환경 위험을 생각하면 용인할 수 없다'며 생물의 대재앙을 걱정한다.

양식으로 기르고 있던 인공 연어가 수조에서 달아나거나 혹은 누군가가 고의로 바다로 내보낸다면? 천연 연어와 반드시 교배하여 거대 연어의 '제2세대'가 탄생할 것이다.

생태계에 악영향을 미치고 재래종 보전을 위협하며 기형이나 질병도 나타날 것이다. 조작된 유전자가 그 동물만으로 존재한다면 큰 문제가 없다. 그러나 유전자라는 것은 환경 속으로 확산되고 누구도 막을 수 없는 것이 될 가능성이 항상 있다는 것을 잊으면 안 된다.

FDA는 공청회를 앞에 둔 조사에서 '양식 연어가 달아날 가능성은 매우 낮다'고 발표했다. 즉 '이 연어가 자연환경에 현저하게 영향을 미칠 일은 거의 없다'고 견해를 밝혔다.

그러나 '매우 낮다'는 것은 정부도 만일의 위험을 인정하고 있다는 것이다. 그것이 언제가 될지는 모르나 야생화를 피할 수는 없다.

허가 혹은 보류 결정이 분수령

로이터 통신의 수잔 헤이비 기자는 공청회의 시끄러운 사태를 보도했다(2012년 9월 20일). 식용 유전자 조작 동물을 둘러싼 최초의 공청회다. 회장의 정면 모니터에는 연어의 거대한 사진과 '이것이 애틀랜틱 연어인가?'라는 물음의 글이 크게 적혀 있었다. 게다가 사진 옆에는 '프랑켄슈타인 피시'라는 상당히 과격한 글이 보인다. FDA위원 일부는 '알레르기 항원이 될 위험성과 다른 잠재 위험을 알 수 있는 충분한 데이터가 존재하지 않는다'고 걱정했다.

"몇 가지 의문점이 있다. 제출한 자료에도 그 대답이 없다." (아이오와 주립대학, 제임스 맥킨 교수)

"이런 것은 아무도 원하지 않는다!"고 반(反)생체 해부협회 니나 마크 여사는 단호하게 말한다. 시민의 불만은 쌓이고 반대파 위원을 응원하는 사람도 급증했다. 반대파는 추진파의 세 배에 이르렀다. 그래도 일부 추진파 위원은 반론했다.

"유전자 조작 연어와 천연 연어는 아무 차이도 없다."

"나는 이 생선을 먹는 것이 전혀 불안하지 않다."

이렇게 발언한 사람은 워싱턴 주립대학 어류학 전공의 개리 소가드 교수다. 이 소동은 일본 인터넷에서도 화제가 되었다.

- "미국은 기독교 국가이면서 생물을 창조하다니 일본보다 더

심각한 부정을 저지르고 있다. 인간은 완벽한 생물이 아니다. 인간이 창조할 수 있는 것에는 한계가 있다. 특히 생명 화학은 유기화학 이상으로 모르는 것투성이다. 무엇이 어떻게 영향을 미칠지 모른다."

• "소, 돼지, 닭 등 성장호르몬을 투여한 고기를 먹고 성조숙증을 앓는 사람이 증가하고 있다. 이런 유전자를 먹으면 인류는 멸망한다."

• "기분 나쁘다고 아무도 시식하지 않았다는 이야기를 이전에 들은 적이 있다. 맛을 본 소감을 듣고 싶다."

• "유전자 조작은 위험하다. 자연에 대한 영향도 확실하다. 미국인은 같은 잘못을 같은 방법으로 반복한다. 학습 능력이 떨어지는 것일까?"

그들이 본질을 꿰뚫어 보고 있는 것 같다.

잘못을 멈추지 않는 아쿠아사

아쿠아사는 다른 어류인 틸라피아와 송어에도 이 기술을 응용하려고 한다. 이 회사의 수뇌는 FDA 위원에게 이렇게 주장한다.

"만약 허가해 주신다면 현대 미국인에게 필요한 건강식품을 제공할 수 있습니다. 앞으로 20년 후, 30년 후의 인구 증가에 대응

할 수 있는 단백질은 이것 외에는 생각할 수 없습니다."

이런 판매 의견도 반대파의 열기를 지울 수는 없었다. 공청회는 11시간이나 이어졌으나 결국 명쾌한 판결로 이어지지 못했다. 그리고 FDA는 최종 결정 기한에 대한 발언을 회피하며 허가를 보류했다. 반대파가 승리한 것이다. 그래도 아쿠아사는 포기하지 않았다.

"우리 회사는 위원들에게 방대한 재료를 제출했습니다. 그들은 자료가 너무 많아서 어려움을 겪고 있을 뿐입니다."

그리고 강조한다.

"이 연어는 다른 연어와 모든 면에서 같습니다. 맛도 차이가 없었습니다."

아쿠아사는 이후 유전자 조작 연어 알을 내륙의 양식 업자에게 판매할 계획을 세우고 있다. 타국보다 뒤처진 미국의 연어 양식업 발전을 '극적으로 가속할 수 있다'는 자신감을 보인다. 만약 미국 국내에서 허가받으면 그들은 캐나다와 파나마에서의 양식 허가를 획득하여 유전자 조작 연어를 기르는 길을 찾겠다고 한다. 미국이 1년 동안 수입하는 애틀랜틱 연어는 약 10억 달러에 이른다. 인공 연어가 허가를 받으면 유전자 조작종이 시장에 넘쳐나 미국 북동부를 중심으로 여기저기 흩어져 있는 천연 연어 양식자를 무너뜨릴 것이다.

허가를 받아도 표시 의무는 없다

로이터 통신 헤이비 기자는 말한다. '만일 정부가 유전자 조작 연어를 허락하여 슈퍼마켓에 진열되면 소비자는 당황할 것이다.' 그러나 엄청난 크기의 생선이 판매대에 누워 있으면 바로 '몬스터'임을 알아차리지만 손질하고 잘라서 판매하면 이야기는 달라진다.

FDA 당국은 표시 문제에 관해서도 공청회를 열었다. 정부가 제시하는 표시 규제안은 그다지 대단한 것은 아니다. 유전자 조작 생선에 '성분 차이'가 있을 때만 라벨 표시가 필요하다는 것으로 아쿠아사와 FDA는 '천연 생선과 같다'고 주장한다.

지금의 표시 규제안으로는 유전자 조작 연어가 시장에 유통된다고 해도 그것을 표시할 의무가 없다. 회사, 유통업계, 그리고 정부는 유전자 조작 상품의 '유전 차이'를 지적하지 않는다. 그들의 주장대로 천연 연어와 같다면 당연히 천연 연어처럼 성장해야 한다. 급격한 속도로 성장하는 것은 천연 연어와 유전 차이가 있기 때문이다. 그래서 모든 것이 자연의 것과 같다는 그들의 주장은 근본적으로 모순이다.

유전자 조작에 따른 거대화는 유전자와 생체 성분의 변이를 의미한다. 미국 소비자 동맹(CU)이 경고하듯이 상상할 수 없는 치사성 알레르기가 만연할지도 모른다. 보통 연어가 괴물로 변해버린 자체가 '천연 연어와 다르다'는 결정적인 증거다.

괴물 연어의 유통을 허가한다면 세계의 어업 지도는 크게 변할 것이다. 천연 연어보다 체중이 10배나 되는 유전자 조작 연어의 유통은 수산업계를 괴멸시킬 것이다.

한편, 생물 특허가 있는 아쿠아사는 막대한 이익을 얻는다. 이것을 록펠러 재벌 등이 매수하여 더욱 비대해진다. 몬산토사를 먹은 것과 같은 거대 메이저의 전략이다. 농업처럼 어업도 적은 수의 거대 기업이 지배할 위험에 놓여 있다.

깃털이 없는 닭, 누드 닭

"세계에서 처음으로 깃털이 없는 벌거숭이 닭을 개발했다!"

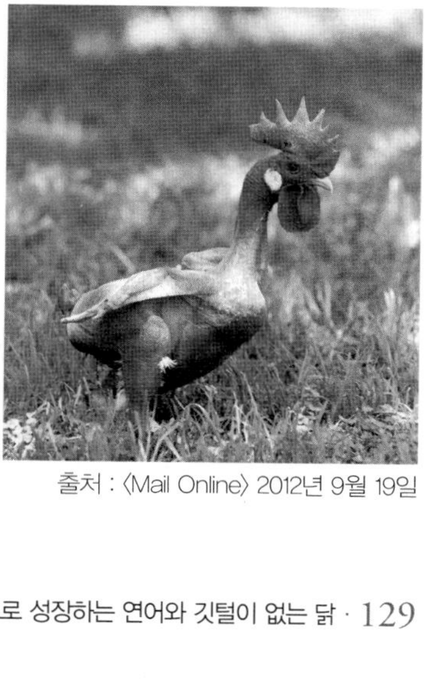
출처 : 〈Mail Online〉 2012년 9월 19일

2011년 10월 이런 충격적 뉴스가 인터넷에 돌았다. 그 이름은 '누드 닭.' 글자 그대로 깃털이 없는 벌거숭이 닭으로 그 모습이 마냥 안타까울 따름이다. 개발한 사람은 이스라엘의 유전학자 아비그도르 카하네르(Avigdor Cahaner) 박사다. 우연히 태어난

깃털 없는 닭이 아니라 하나의 품종으로 깃털이 나지 않는 닭을 처음으로 개발했다.

나는 처음 그것을 봤을 때 '유전자 조작에 따른 인공 생물'이라는 생각에 경악했다. 이 벌거숭이 닭은 목에 깃털이 나지 않는 품종의 닭과 보통 브로일러(broiler)종을 교배시켜서 만든 '품종개량' 닭이다. 유전자 조작이 아니라면 일단 안심이지만 그래도 보고 싶지 않을 정도로 괴기하다. 또 목에 깃털이 나지 않는 품종의 닭은 '목을 쉽게 자르기 위해서 개발한 품종'으로 이것 또한 놀랍다. 이것이 이제는 올 누드 닭으로 진화한 셈이다.

깃털 뽑는 번거로움을 없애기 위해 개발

박사는 개발 이유를 이렇게 말한다.

"깃털 뽑는 시간과 번거로움과 비용을 생략할 수 있습니다."

나는 어린 시절 집에서 닭을 잡아 깃털 뽑기를 한 적이 있다. 사실 번거로운 작업이라서 식품업계에 혁명을 일으킬 가능성이 있다고 환영하는 소리도 있다. 그러나 역시 자연의 섭리에 반하는 괴물이라는 사실에는 변함이 없다. 원래 새는 깃털이 있다. 그런데 태어날 때부터 벌거숭이라니 부자연스럽다. 동물 애호의 관점에서 생리적으로 받아들일 수 없다고 느끼는 것이 자연스럽다.

"인간이 마음대로 이런 모습으로 만들었으니, 선택권이 없는 닭으로서는 자신을 어떻게 생각할까?"

"웃을 일이 아니다. 현실 세계가 어디까지 갈지 두렵다."

"모르는 사이에 입으로 들어간다?"

인터넷에서 위화감을 토로하는 사람이 많이 보인다. 동물보호 단체, 환경 단체 등은 통렬하게 비판한다. '프렌드 오브 어스'의 에이드리언 벱은 이렇게 말한다.

"과학자는 우리의 먹거리를 지배하려고 한다. 그 결과 동물에게 트라우마를 주고 인간에게는 공포심을 안겨준다."

시민정당인 '녹색당' 대변인은 더 심한 말을 한다.

"이것은 동물의 '괴물'이다. 우리는 자연과 협조해야 한다. 자연과 대치하면 안 된다."

또한, 식품으로서의 안정성도 의문스럽다. 이를테면 기생충이 잘 생기고, 모기에 잘 물리고, 피부병에 잘 걸리고, 그을림을 잘 탄다고 한다. 이런 시민의 소리에 박사는 다음과 같이 답한다.

"유전자 조작 기술 품종이 아니므로 닭고기는 안전합니다."

그리고 장점을 강조한다. 보통 닭은 지방을 깃털 안에 모으지만, 이 닭은 깃털이 없어서 깃털이 사용하는 영양분을 성장에 사용할 수 있다. 그래서 적은 양의 먹이로 빠르게 성장할 수 있고 보통 닭과 비교해서 더위에 따른 성장 장애에 노출되지 않는다. 누드 닭은 태어나면서부터 깃털이 없으므로 한여름이나 따뜻한 지역에서도 잘 자란다. 브로일러종은 더운 시기에는 성장이 늦

어진다. 더울 때 밥맛이 없는 것은 사람이나 닭이나 마찬가지다. 박사는 '더운 나라에서 닭고기가 비싼 이유는 닭이 더위에 약하기 때문'이라고 한다. 게다가 더위를 이겨내기 위해서 송풍기를 사용하지 않아도 되므로 친환경적이다.

"원래 깃털은 폐기물입니다. 지금까지 닭은 폐기물 때문에 먹이를 먹고 있었습니다. 농가는 폐기물을 위해 먹이와 전기를 사용하고 있었습니다."

이미 전 세계 사람의 뱃속으로 들어갔다?

이런 신품종 생물로 '생물 특허'를 받는다. 카하네르 박사도 누드 닭으로 특허를 받았을 것이다. 그에게 누드 닭은 황금 알을 낳는 거위가 아니라 황금 알을 낳는 닭이다. 이를 통해 엄청난 부를 얻을 수 있으므로 그는 장점을 나열할 필요가 있다.

누드 닭의 장점은 식품업계에는 매력적이다. 우선 프라이드치킨이나 치킨 너겟을 대량 판매하는 패스트푸드 업계에는 큰 이익일 될 것이다. 법률도 카하네르 박사에게 유리하다. 심지어 벌거숭이 닭은 뜻밖에 유전자 조작이 아니다. 유전자 조작 동물은 괴물 연어처럼 FDA의 엄격한 허가를 받을 필요가 있지만, 이것은 그렇지 않다.

그러므로 이미 식품 산업에서 손을 뻗쳤을 것이다. 손대지 않았을 리가 없다. 상당한 양이 이미 시장에 유통되고 있을 것이다. 실은 대형 패스트푸드 업계에서는 이미 오래전부터 몰래 누드 닭을 쓰고 있을지도 모른다.

"우리 회사는 누드 닭을 쓰고 있습니다."

직접 이런 말을 하지는 않지만, 누드 닭의 사용은 극비일 소지가 다분하다. 누드 닭의 생산량, 유통량, 또한 어떤 분야에 사용하는지 전혀 공개하지 않는다. 그들은 원재료를 철저히 극비에 부친다. 게다가 때로는 거짓말을 한다. 예를 들면 맥도날드는 전 세계에서 가장 싼 쇠고기를 사들여 '오스트레일리아산만 사용합니다'라고 거짓 광고로 대중을 속이고 있다. 기업이 공표하는 '원재료 표시'를 신용하면 안 된다. 누드 닭은 오늘도 전 세계 사람의 뱃속으로 들어가고 있을지도 모른다.

정말 품종개량일까?

개발자 카하네르 박사는 이렇게 주장한다.

"누드 닭은 유전자 조작이 아니다. '품질 개량'으로 개발한 것이다."

그러나 의문이 있다. 실제로 영국의 〈이브닝 스탠다드〉(2012년

5월 21일)지를 통해 대형 통신사 AP통신의 조지 라이트 기자가 다음과 같이 밝히고 있다.

'새로운 유전자 조작으로 탄생한 닭의 품종은 이스라엘 텔아비브 근교에 있는 레오포드 연구소의 유전자학자 아비그도르 카하네르가 만들었다.'

이 기사는 많은 독자로부터 큰 반향을 불러일으켰다. 그 후 오가닉 소비자 협회(OCA) 기관지에도 실렸다. 이 협회는 1998년 로니 커민스가 대표로 창설한 비영리단체다. 제목은 '유전자 조작 치킨은 깃털이 없다'고 명백하게 기술되어 있다. 품질 개량이라는 발표를 아무도 믿지 않는다. 미디어의 대대적인 보도에 당황한 개발자가 유전자 조작이 아니라고 주장했을 가능성이 농후하다. 정말 유전자 조작 품종이라면 시장 유통, 판매가 법적으로 엄하게 금지되어 자금 회수가 불가능해지기 때문이다.

중국에서도 벌거숭이 닭 탄생

벌거숭이 닭 소동은 다른 곳에서도 있었다. 중국에서 별종의 '누드 닭'이 발견되어 대소동이 일어났다(데일리 메일 2011년 8월 23일). 벌거숭이 닭이 산둥성의 농장에서 탄생했다. 그곳에서는 약 2,000 마리를 사육하고 있었는데 이런 모습의 닭이 탄생한 것은 처음이었다. 주인은 닭에게 '깃털 군'이라는 아이러니한 이름을 지어주었다.

"깃털 군은 암컷으로 보일 뿐만 아니라 사람의 식욕을 돋는다. 이대로 오븐에 넣으면 요리 끝!"

뉴스는 비아냥거리면서 '깃털 군'을 소개했다. 깃털 군은 로스트 치킨이 되지 않고 살아남았다. 양계장으로 많은 구경꾼이 찾아온 모양이다. 물론 누드 닭을 보기 위해서다. 지금 깃털 군은 중국 작은 마을의 유명인사가 되었다. 이유는 알 수 없지만, 이 닭은 성장이 느리다고 한다. 같은 시기에 부화한 다른 닭의 체중은 2~3킬로그램인데 이 닭은 2분의 1 정도다.

"이 녀석이 태어난 지 10일 후 알았다. 다른 닭의 몸에는 깃털이 있는데 이 녀석만 벌거숭이였다."

중국판 누드 닭은 카하네르 박사의 교배 품종과는 달리 돌연변이다. 깃털이 나지 않는 유전형질을 가지고 있다. 아마 그의 자손 중에서도 누드 닭이 탄생할 것이다. 전 세계의 바이오 화학 기업이나 연구자, 축산업자가 호시탐탐 그를 노리고 있다고 생각하는 것은 지나친 생각일까?

7장

트림을 하지 않는 친환경 소와 똥이 비료가 되는 친환경 돼지

트림하지 않는 소가 지구온난화를 막는다?

'트림하지 않는 소', 말만 들으면 마치 코미디 같다. 그러나 유전자 조작 기술은 코미디도 현실로 만든다.

최근 세계적으로 문제가 되고 있는 지구온난화는 석유, 석탄, 천연가스 등 화학 연료를 태울 때 배설하는 이산화탄소가 원인이라고 하지만, 온난화의 원인은 그것만이 아니다. 메탄가스도 지구온난화의 원인으로 메탄가스의 온실효과는 이산화탄소의 약 20배에 이를 정도로 강력하다.

지구에서 대량으로 사육하고 있는 '소'가 메탄가스 발생의 주요 원인이다. 소는 되새김질하는 동물이다. 되새김질이란 소화 흡수를 잘하기 위해서 한번 삼킨 음식물을 다시 입으로 역류시켜 저작하는 것이다. 되새김질하는 과정에서 온실효과 가스인 메탄가스가 발생하고 소는 트림이나 방귀를 통해 메탄가스를 대기 중으로 배출한다. 지구상 소의 수는 약 14억 마리로 인류 다섯 명이 소 한 마리를 기르고 있는 셈이다. 이렇게 방대한 수라면 지구환경에 미치는 영향도 무시할 수 없다.

소가 배출하는 메탄가스를 줄일 수 있다면 온난화 방지로 이어질 것이라고 연구자들은 생각했다. 그래서 캐나다 앨버트 대학 연구자들은 보통 소와 비교해서 메탄가스의 배출량이 25퍼센트나 적은 소를 개발했다. 물론 여기서 이용한 것도 유전자 조작 기술이다. 오스트레일리아에서도 같은 연구를 했다.

'오스트레일리아 과학자들은 소를 캥거루와 닮은 동물로 만들려고 한다.' (MNN 뉴스 2010년 7월 14일)

'지금까지 소의 트림을 줄이는 것은 생각도 못 했다. 그런데 과학자들은 그것을 확실하게 줄일 방법을 알아냈다. 오스트레일리아에서는 소의 메탄가스 배출을 캥거루 정도로 줄이는 일에 도전하고 있다.' (뉴욕 타임스)

캥거루도 초식동물이므로 소처럼 되새김질하지만 캥거루의 트림은 기본적으로 '최종적으로 초가 되는 해가 없는 산(酸)'만 포함한다. 요컨대 메탄가스를 대기 중에 방출하지 않는 '친환경 트림'이다.

연구자들은 2,800만 달러라는 거금을 투자해서 연구에 몰두하고 있다. 그러나 문제는 거대해진 쇠고기 산업 구조에 있다. 유전자 조작 이외의 해결책을 찾아야 한다.

모유를 만드는 인간 젖소 개발

같은 유전자 조작 소라도 이것은 트림하지 않는 소보다 더 이상하다. 우유의 유전자 조작으로 사람의 모유와 비슷한 젖을 만드는 소를 개발하려고 한다(MSNBC 뉴스 2011년 6월 11일). 굳이 우유를 모유처럼 만들지 않아도 어미가 직접 모유를 먹이면 될 일이라고 생각한다.

이것을 연구하는 사람은 중국의 과학자다. 개발 목적은 유전자 조작 우유를 통조림으로 만들어서 파는 것이라니 놀랍다. 소유하고 있는 300마리의 젖소를 모두 유전자 조작 했다고 하니 역시 대륙이다. 과학자는 젖소의 유전자 정보에 사람의 모체 유전자를 삽입했고 곧 사람의 모유와 비슷한 라이소자임이라는 단백질이 풍부한 우유를 분비하기 시작했다고 한다.

“라이소자임 덕분에 통상의 우유보다 훨씬 더 건강하고 영양가가 높아졌습니다.”

연구를 지휘한 베이징 중국 농업대학의 리닌 박사는 국내외 어린이의 영양불량 개선을 위해 시험을 거듭해서 3년 이내에 이 통조림을 중국 시장에 내보내는 것이 목표라고 한다.

그러나 시장 진출 전에 반드시 해야 할 일이 있다. 바로 안전성을 확보하는 일이다. ‘정말 마셔도 되는가? 정말 영양가가 높은가?’라는 의문의 목소리는 이미 각 방면에서 들려온다. 미국에서도 좀처럼 판매를 허락하지 않았다. 두 배 속도로 성장하는 괴물 연어의 판매를 정지시킨 것만 봐도 알 수 있듯이 유전자 조작 동물의 인체와 환경에 대한 안전성은 아직 증명되지 않았다. 만약 ‘인간 우유’를 시판하려면 사전에 더 많은 테스트가 필요하다.

이 기술이 진정 세계를 구할 수 있을까?

캘리포니아 대학 데이비스 캠퍼스의 동물학자 엘리자베스 마가 박사는 리닌 박사와 같은 연구를 진행하고 있다. 그녀는 이렇게 말한다.

"사람의 모유는 소나 양의 우유보다 약 1,600배나 많은 단백질(라이소자임)을 함유하고 있습니다."

"이 단백질은 양성 박테리아(선옥균, 인체에 유익한 균을 총칭하는 말-옮긴이)를 장으로 보내는 역할을 합니다."

"여러분의 예상대로 사람에게는 모유가 최고입니다."

그녀는 공저서 《Life's little mysteries》에서 이렇게 기록한다.

"모유 수유로 키운 아이는 인공 우유로 키운 아이보다 훨씬 건강하다는 것이 증명되었다. 모유는 설사로부터 아이를 지키고 아주 우량한 선옥균을 배양하기 때문이다."

캘리포니아 대학 팀은 다음의 시험을 했다. 인간(여성) 유전자를 양에게 삽입하여 유전자 조작 양이 젖을 생산하도록 한다. 그러자 놀랍게도 사람 모유의 68퍼센트에 해당하는 다량의 라이소자임을 함유한 우유를 만드는 데 성공했다. 그러나 마가 박사는 조심스럽게 말한다.

"우리는 아직 인체 실험을 하지 않았습니다."

박사가 제안하는 것은 인간의 모델인 새끼 돼지에게 유전자 조작 양젖을 마시게 하는 실험이다.

"이 실험으로 인간의 아이에게서 생길 수 있는 영향을 관찰할 수 있습니다."

결과는 박사가 원한 그대로였다. 심한 설사를 하고 있던 새끼 돼지에게 이 우유를 먹이자 건강 상태가 개선되었다.

"사람에게도 같은 효과가 있다면 이 우유는 많은 개발도상국 아이들에게 도움이 될 것입니다. 설사는 유아 사망의 주원인이지만 개선할 수 있습니다. 또 이 우유는 설사 때문에 생기는 영양실조 완화에 도움이 됩니다."

그리고 박사는 이 우유는 아이만의 것은 아니라고 말한다.

"영양실조 환자, 장에 문제가 있는 사람에게도 도움이 됩니다."

마가 박사의 약자에 대한 따뜻한 마음이 전해진다. 유전자 조작은 자연의 섭리를 반한다고 하지만 연구자 중에는 이런 양심 있는 사람도 있다.

달걀을 먹으면 암이 사라진다?

'달걀이 항암제로 변신했다.' 아마 누구나 귀를 의심할 이야기지만 유전자 조작 기술의 진화로 이런 미래가 현실로 다가왔다.

연구자는 동물을 '의약품 생산 공장'으로 만들려고 한다. 이를테면 닭의 체내에서 항암제를 만들어 그것을 달걀로 얻는다. 마치 마술 같은 이런 연구도 실제로 진행하고 있다. 평범한 보통 달걀이 '마법의 달걀'이 된다. 이런 변신의 열쇠를 쥐고 있는 DNA가 있다. 이것은 닭의 체내에서 발견된 '백혈병 저지 인자 유전자(LIF)'로 발견자는 히로시마 대학의 마쓰다 하루오 교수다. LIF 유전자가 암 증식을 정지시키는 역할을 한다는 점에 착안했다. 이것을 'ips 세포'에 더하면 마법의 달걀이 된다. 'ips 세포'는 교토 대학 야마나카 신야 교수의 노벨상 수상으로 일약 그 이름이 알려진 '만능 세포'다. 정리하면 다음과 같은 과정이다.

① 만능 세포에 LIF 유전자를 더해서 배양한다.
② 만능 세포에 LIF 유전자 편입 성공
③ 만능 세포를 닭 수정란에 주입한다.
④ 항암제가 든 달걀을 낳는 유전자 조작 닭 탄생!

이 방법은 다른 동물에도 응용할 수 있다. 이를테면 '항암제 성분을 함유한 우유를 만드는 소'도 생각할 수 있다. 또한, 암 이외의 병에도 적용할 수 있다. 당뇨병 약이 되는 달걀을 낳는 닭도 만들 수 있다. 요컨대 유전자 조작에 따라 동물을 여러 약을 생산하는 '생산 공장'으로 만들 수 있다. 이미 영국 등에서는 소, 양 등을 실험동물로 이용하였다. 그러나 소는 몸이 거대해서 유지 비용이 많이 들고 유전자 조작 소 한 마리의 가격은 약 33,000~66,000달러라서 대량생산이 어려워 생산 가격이 싼 달걀이 주목받고 있다.

암 특효약은 식사개선과 웃음

항암제가 든 달걀을 암 환자가 먹으면 과연 암이 치유될까? 정말 치유된다면 멋진 일이지만 아쉽게도 그렇게 간단하지 않다. 달걀에 주입한 LIF 유전자에 암을 저지하는 효과가 있는지는 아직 불명확하다. 실제로 암 환자를 대상으로 시험한 임상보고는 없으므로 기대하지 않는 것이 좋다. 이런 것에 의지하지 않아도 암을 치유할 수 있는 의외로 간단한 방법이 있다. 바로 암의 원인이 되는 생활을 바꾸면 암은 사라진다. 이 사실은 연구를 통해 이미 확인했다.

이를테면 고기를 좋아하는 사람은 고기를 전혀 먹지 않는 사람과 비교해서 대장암 사망률이 다섯 배나 된다는 데이터가 있다. 육식을 하지 않는 것이 대장암 완치의 첫걸음이다. 또한, 《숨겨진 제2의 맥거번 리포트(葬られた'第二のマクガバン報告')》라는 책에 따르면 우유 단백질(카제인) 섭취량을 10~20퍼센트 늘리면 발암의 위험성은 11배로 증가한다. 따라서 암 환자는 우유 대신 두

유로 바꾸면 된다.

5,000페이지가 넘는 맥거번 보고서(미국 상원 영양 문제 특별위원회 보고)라는 자료에서는 암, 당뇨병, 심장병 등의 원인은 고칼로리·고단백질·고지방·고설탕·고정백(高精白)의 '5고 식품'이라고 단정한다. 암은 전형적인 식생활 습관 병이다. 그래서 반대로 저칼로리·저단백질·저지방·저설탕·저정백의 '5저 식품'이 치료의 열쇠가 된다.

'웃음'도 암을 치유하는 최고의 방법 중 하나다. 사람이 웃으면 암과 싸우는 NK세포(내추럴 킬러 세포)가 여섯 배 증가한다.

닭 사료도 모두 킹콘이다

다시 한 번 말하지만 암 치료의 비결은 항암 성분을 함유한 유전자 조작 달걀을 먹는 것이 아니다. 유전자 조작 달걀도 유전자 조작 기술의 반복이다. 달걀을 낳는 닭이 먹고 있는 사료 대부분은 유전자 조작 옥수수로 몬산토사의 킹콘이다.

전 세계 시장에 나와 있는 달걀 대부분은 유전자 조작 농작물의 독소로 오염되어 있다. 이 '꿈의 항암제 달걀'도 예외가 아니다. 일본산이라도 안심할 수 없다. 왜냐하면, 일본의 사료 자급률은 20퍼센트 대에 지나지 않기 때문이다.

일본에서는 사료 대부분을 미국에서 수입한다. 유전자 조작 기술로 약이 되어야 할 달걀 역시 유전자 조작 독소로 오염되어 있다. 얄궂은 인과응보다.

일본의 텔레비전, 신문 등의 매스컴은 유전자 조작 농작물이 체내 독소가 있다는 사실을 전혀 보도하지 않는다. 몬산토사와 매스컴을 지배하는 록펠러 재벌의 언론 통제에 새삼 전율을 느낀다. 그리고 그 사실을 전혀 알지 못하고 그들에게 세뇌된 미디어를 믿는 대다수 일본인에게도 두려움을 느낀다.

지구를 생각하는 친환경 돼지

이번에 소개하는 돼지는 얼굴도 몸도 보통 돼지와 다를 바 없다. 먹이를 먹고 있는 모습을 보고 이것이 유전자 조작으로 만든 인공 돼지라고 알아보는 사람은 아무도 없다. 그럼 보통 돼지와 어디가 다를까?

양돈업계는 사육하는 돼지가 배출하는 대량의 분뇨 때문에 고민한다. 많은 수의 돼지를 집중 사육하는 현대 축산 현장에서는 그 양을 무시할 수 없다. 이것을 어떻게 처리할 것인가?

비료로 만들어서 대지에 환원하는 것이 가장 좋은 방법이다. 지금까지 돼지 배설물은 식물 성장에 필요한 인(燐)을 대량 함유하고 있어서 비료로 적당하다고 생각했다. 그런데 최근 의외의 사실이 밝혀졌다. 돼지 분뇨로 비료를 만들어 농지에 뿌리면 비료가 대지에 스며들어 대량의 '인'이 지하수를 지나 하수와 해양으로 유출된다. 인은 수중 해초의 영양분이 되어 해초가 대량으로 발생하며 이것을 생물학에서는 '부영양화(富營養化)'라고 한다.

환경 학자는 해조의 대량 발생은 수중 생태계의 균형을 파괴하여 그 결과 수중 생물이 죽을 수도 있다고 경고한다. 또한, 여름철에 발생하는 적조나 청조도 식물성 플랑크톤의 이상 발생이 원인이며 바다로 흘러들어간 대량의 인 때문이라고 지적한다. 근본적인 원인을 찾아보니 범인은 돼지다. 세상의 현상은 돌고 돌아서 생각지도 못한 곳에 영향을 미친다.

유전자 조작으로 인이 7퍼센트 감소

돼지가 배설한 분뇨가 환경을 오염시킨다면 양돈업을 규제하거나 분뇨를 환경 속으로 방출시키지 않는 시스템을 생각하면 된다. 예를 들어 분뇨를 메탄 발효시켜서 에너지로 회수하는 방법 등이 있다.

하지만 신기하게도 다른 방향으로 해결책을 모색한다. 여기에서도 유전자 조작 학자가 등장한다. 대학에서 양돈학을 지도하는 세실 포스버그 박사는 돼지 수정란에 대장균과 생쥐 유전자를 주입하여 돼지 분뇨에 함유된 인을 줄이는 방법을 연구했다. 그 결과 인 배출을 70퍼센트 억제할 수 있었다. 연구팀은 이 아이디어를 행동으로 옮겨 신종 유전자 조작 돼지를 만들었고 결과는 놀라웠다. 장의 인 흡수율을 70퍼센트나 올려 환경으로 배출하는 인을 줄일 수 있었다. 그들은 이 돼지를 '친환경 돼지'라고 명명했다.

"이것이야말로 환경을 생각하는 일이 아닙니까?"

그런데 이 돼지는 최종적으로 우리의 식탁에 올라온다. 음식으로서는 안전성 문제가 있는 것이다.

인은 어디로 사라진 것일까?

그렇다면 배출되지 않은 인은 어디로 간 것일까? 물론 마술처럼 순식간에 어딘가로 사라진 것은 아니다.

대량의 인을 장내에서 흡수했으므로 친환경 돼지의 몸은 인 과잉 상태가 분명하다. 미국의 인터넷 사이트에서도 인의 행방에 의문을 가진 이런 글이 올라왔다.

"그래, 돼지의 인 배설을 70퍼센트 줄였다고 하자. 그렇다면 그 인은 어디로 갔을까? 전부 돼지의 몸속에 축적될 텐데. 고기는 괜찮을까? 인을 많이 축적한 돼지고기는 먹을 수 있을까? 이제 돼지고기를 성냥으로밖에 쓸 수 없겠다."

마지막 한마디는 인이 성냥의 원료인 것을 이용한 농담이다. 개발자나 FDA는 이런 질문에 전혀 답변하지 않는다. 아마 일반 돼지고기보다 몇 배에서 몇 십 배나 인이 많을 것이다. 이런 식품은 틀림없이 건강에 해롭고 인공적이며 맛도 없다.

식품 첨가물 중 인산염(phosphate, 燐酸鹽)이 있다. 식품을 응고시키는 물질로 어묵 등에 사용한다. 아마 인 과잉 돼지는 육질이 질겨서 먹을 수 없을지도 모른다.

또 돼지의 건강도 걱정스럽다. 영양학에서는 칼슘과 인의 비율에서 인이 더 많으면 체액이 산성으로 기운다고 한다. 그러면 몸은 균형을 잡기 위해서 뼈에서 칼슘이 유출된다. 이것은 이른바 골소증상으로 이 돼지도 뼈가 약해졌을지도 모른다. 게다가 체내 산성화가 진행되어 중증이 되면 죽음에 이르는 무서운 질환인 산혈증(酸血症)에도 잘 걸린다.

친환경 돼지는 환경에는 도움이 될 수 있으나 사람의 몸이나 돼지 자체의 건강에는 결코 도움이 안 된다.

인터넷 댓글, 최악의 평판

인터넷에 다음과 같은 글이 올라왔다.

"변을 재활용하는 쪽이 더 쉽지 않을까? 그들은 재활용보다 유전자 조작으로 새로운 생명 창조를 더 즐기는 것인지도 모른다. 그렇다면 그들은 왜 변을 싸지 않는 돼지는 개발하지 않는 것일까? 고급 버섯을 배설하는 돼지는 어떨까?"

이 글의 앞부분은 나의 의견과 같다. 가축의 분뇨는 메탄 발효에 최적이므로 바이오 연료로 재활용하는 것이 이상적이다.

"햄 포장지를 봐라. 작은 나무가 그려져 있고 녹색 글자로 친환경 돼지고기라고 인쇄되어 있지만 만지기도 싫다. 유전자 조작 돼지에 구역질이 난다. 이 돼지 때문에 더 많은 사람이 채식주의자가 될 것이다. 그것이 훨씬 친환경적인 해결법이다."

이 의견에도 동감이다. 앞에서 기술한 바와 같이 고기는 암의 최대 원인이다. 나는 고기를 거의 먹지 않는다. 이것이 건강에 가장 좋기 때문이다.

"이 돼지는 다른 돼지보다 행복하다고 생각한다. 그동안 중요한 연구에 공헌했고 실험실에서 몇 년이나 살았다. 양돈장의 다른 많은 돼지가 불쌍하다. 성장하면 죽여서 베이컨으로 만들어 구워 먹는다. 가죽은 공으로 변신하고 애완견의 먹이가 되기도 한다. 그런데 친환경 돼지는 매일매일 건강상태 점검을 받는다.

좋은 환경에서 살 수 있다는 것은 최고의 일이다."

아직은 이 돼지가 베이컨이 되거나 소시지가 될리는 없지만 어쩌면 이미 우리도 모르는 새 시식했을지도 모른다.

실험실에서 식탁으로 진출할 날이 멀지 않았다

이 돼지는 아직 일반 양돈장에서 사육하는 것은 아니다. 북미의 어느 연구실에서 실험적으로 사육하고 있다. 우리 식탁에 불고기나 소시지 등으로 오르기 위해서는 FDA의 허가가 필요하다. 그런데 아직 미국 정부가 허가하지 않았다. 아마도 문제가 있기 때문일 것이다.

"바이오 화학 기업은 허가가 쉽게 떨어질 것으로 생각하고 많은 돈을 투자했습니다. 환경 단체나 소비자 단체는 충분한 정보가 없어 불안해 합니다. 안정성 확인이 안 된 동물을 시장으로 내보내기에는 정보가 부족합니다." (프레임 매거진)

이 돼지뿐만 아니라 유전자 조작 동물을 허가하는 기준조차 FDA에는 존재하지 않는다. FDA의 홍보 담당자는 '허가 규칙은 작성 중'이라고 한다. 게다가 그것을 '언제 발표할지 모른다'고 한다. 추진파 기업과 신중파 시민 사이에서 당국은 혼돈에 빠졌다. 그러나 킹콘 같은 유전자 조작 농작물은 최근 10년 동안 세계를 석권했다. 2008년 1월 클론 동물과 그 차세대 동물은 '먹어도 안전하다'고 FDA가 허가한 것이 현실이다.

전문가는 말한다. "우리는 곡물에 한 짓을 이제 동물에게 하려고 한다."

실험실에서 우리의 식탁으로 그들이 진출할 날은 절대 멀지 않았다.

8장

몬스터가 속속 출현,
악몽의 미래가
바로 눈앞

반디와 합체한 형광 담뱃잎

유전학 공학의 한 학자가 반대파 시민운동을 비웃으며 이처럼 말한다.

"오랫동안 농업에서 하던 품질 개량과 전혀 다를 바 없습니다."

이것은 새빨간 거짓말이다. 품종개량은 같은 종끼리 교배하지만 유전자 조작은 동물과 식물의 벽을 허물고 곡예사처럼 유전자를 조작한다. 신(자연)조차 할 수 없는 일, 즉 '금기의 손'이다. 이것을 아무렇지도 않게 실행하는 유전자 조작 학자에게는 할 말이 없다.

경악스러운 예를 하나 소개하겠다. 바로 '형광 담뱃잎'이다. 식물인 담뱃잎이 어떻게 빛을 낼 수 있을까? 식물 담뱃잎에 곤충 반디의 유전자를 삽입한 것이다. 형광 담뱃잎은 최근에 탄생한 것이 아니다.

1980년대에 미국 캘리포니아 대학의 연구팀이 반디에서 발광효소 유전자를 채취하여 담뱃잎 삽입에 성공했다. 게다가 그들은 형광 담뱃잎을 배양해서 빛을 내는 담배 모종까지 만들었다. 이것이야말로 '몬스터 식물'이다.

형광 물고기를 이용한 형광 초밥 유행

형광 식물이란 대체 무엇을 위한 것일까? 이런 나의 소박한 감상과는 달리 유전자 조작 기술의 폭주는 멈추지 않는다. 아무래도 학자들은 빛을 내는 생물에 매료된 것 같다. 이후에도 계속해서 빛을 내는 형광 생물을 창조했다.

'형광 초밥이 미국에서 대유행' (데일리 메일 2012년 12월 16일)

이 기사는 일본 인터넷에서도 큰 반향을 불러일으켰다.

"일본 음식 문화를 말할 때 빼놓을 수 없는 요리가 바로 초밥이다. 형광 초밥이라는 뜻밖의 요리법이 지금 미국에서 주목받고 있다."

거짓이 아니라는 증거로 사진까지 올라왔다. 컬러사진으로 보니 초밥의 생선이 빛을 발하고 있다. 맛이 없어 보이는 것이 문제가 아니라 이상하다. 도저히 젓가락을 댈 수가 없다. 빛을 내는 생선은 유전자 조작 열대어로 일명 글로 피시(glofish), 형광 물고기다. 어둠 속에서 빛을 내며 헤엄치는 환상적인 모습에 열대어 애호가는 열광한다. 미국의 요크타운 테크놀로지사에서 개발한 것으로 관상용 열대어 제브라 피시 알에 형광 말미잘의 발광 유전자를 넣어서 만들었다. 개발 목적은 수질오염을 확인하는 것이라고 말한다. 서식하는 하천이 오염되면 천연 형광 유전자가 발광한다고 한다. 형광 물고기는 미국 애완용 수족관 등에서 팔고 있다. 식용이 아니라 관상용이라며 정부는 판매를 허락했다.

EU나 일본에서는 관상용 물고기라도 허가하지 않았다. 어떤 독성을 품고 있는지 모르는데 식용이라니 말도 안 되는 소리다. 허가한 곳은 유전자 조작 기술 규제가 허술한 미국뿐이다.

대만의 타이콘사가 개발한 '형광 송사리'도 있다. 이것은 말미잘이 아니라 발광 해파리 유전자를 송사리에 삽입한 물고기로, 블랙라이트 같은 것으로 자외선을 쬐면 녹색 형광을 발하면서 헤엄친다. 상품명은 '나이트 펄'로 가격은 한 마리당 몇백 엔 정도다. 눈까지 녹색으로 빛을 내므로 이상하지만 그래도 현지에서는 인기상품이다.

2006년 2월 형광 송사리를 둘러싼 사건이 발생했다. 대만으로부터 약 800마리를 몰래 수입한 것이다. 그 사실을 알았을 때는 이미 500마리를 전국 소매점을 통해서 판매한 후였다. 환경성과 농수성은 카르타헤나 조약 위반을 내세우면서 업자에게 판매중지와 회수를 명했다. 또 구매자에게는 가게에 반품하도록 호소했다. 그 결과 250마리를 회수하였다. 그러나 나머지 250마리는 행방불명이다. 타이콘사는 '생태계를 망가뜨리지 않게 생식기능을 없앴다'고 반론한다. 그러나 실험을 통해 드물지만 산란을 한다는 사실을 알았다. 이것을 강으로 방류하면 송사리 유전자를 오염시킬 위험성이 크다.

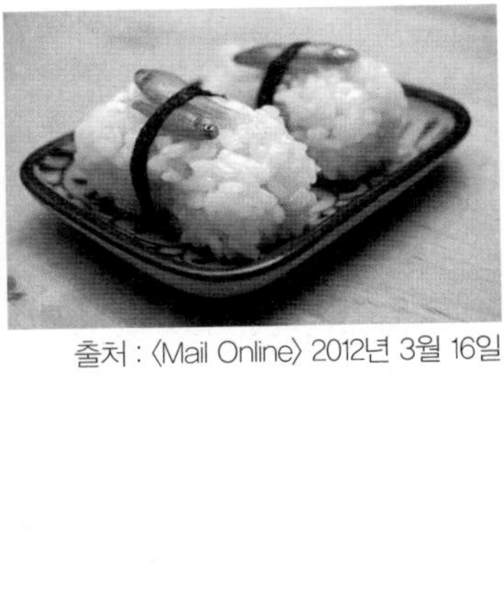
출처 : 〈Mail Online〉 2012년 3월 16일

최종 목적은 식용으로서의 유통인가?

'형광 초밥' 요리법은 동영상 사이트 유튜브를 통해서 전 세계에 공개되었다. 타이틀은 '글로잉 초밥 요리 쇼(Glowing Sushi Cooking Show)'다.

① 제목을 배경으로 빨간색과 보라색 형광을 내면서 헤엄치는 물고기가 있다. 유전자를 조작한 여러 종류의 열대어로 크기는 약 4~5cm다.

② 수염이 난 사회자 잭 던헬드(유전자 감정 센터의 조사 연구원)와 보조 여성이 등장한다.

③ 준비 과정. '안전하게 먹을 수 있도록 생선을 48시간 얼린다.'

④ '조리 전 안전성 확인을 잊지 않도록'이라면서 웹 사이트에 접속하는 동영상.

⑤ "먼저 크립토나이트(kryptonite) 롤 초밥을 만들어봅시다"라는 여성. 형광 물고기는 너무 작아서 초밥에는 사용할 수 없다고 생각했지만, 오이와 열대어를 질그릇에 넣고 함께 간다. 아주 작은 양이지만 질그릇 안은 연한 자홍색으로 발광한다. 화면 밑에는 조리되기를 기다리는 형광 물고기 모습이 보인다.

⑥ “그럼, 롤 초밥에 도전”이라고 외치는 남자, 여자는 초밥을 만든다.

⑦ “크립토나이트 롤 초밥 완성입니다!”, “녹색 등 세 가지 형광 물고기를 이용했습니다”라고 여자는 활짝 웃는다. 완성품은 녹색과 분홍빛으로 빛나는 롤 초밥!

⑧ “그럼 시식!” 놀랍게도 두 사람은 완성된 ‘형광 초밥’을 한입에 꿀꺽한다.

⑨ 두 사람은 만족스러운 얼굴로 외친다. “아주 맛있어요.” “맛이 살아있네요.”

⑩ “그럼 입 안을 볼까요.” 블랙 라이트로 여성의 입을 확인한다. “와, 빛이 납니다” 하고 말하며 두 사람은 크게 웃는다.

멀쩡한 기업이 장난으로 이런 일을 한 것은 아니다. 먹어도 괜찮다는 것을 증명하기 위해서 ‘시연’한 것이다. 그렇다면 결국 언젠가는 식용으로 유통하고 싶다는 그들의 속셈을 예상할 수 있다. 현재 FDA는 형광 물고기를 식용으로 판매하는 행위를 금지하고 있다. 즉 이 초밥은 법을 위반한 초밥이다. 따라서 빛을 내는 초밥은 미국의 일식집에 등장하지 않았다.

인터넷에서 반응도 여러 가지다. 해외 인터넷에는 ‘미쳤다’, ‘내가 알고 있는 초밥이 아니다’, ‘이것을 먹으면 몸에 영향이 있을 것 같다’, ‘농담이기를 바랄 뿐’ 등의 어이가 없다는 글이 많다.

일본인도 혼란스러워한다. ‘오염되면 빛을 내는 열대어라면서 빛을 낸다니, 오염된 장소에서 온 물고기라는 건가요?', '식욕이 감퇴했습니다. 열대어는 감상하는 것만으로 충분하다고 생각합니다.', '이건 절대로 초밥이라고 할 수 없습니다.'

아무래도 기업의 계획은 빗나간 것 같다.

역사상 처음으로 형광 고양이 출현

유전자 조작 세계에는 없는 것이 없다. 이번에는 어둠 속에서 빛을 내는 고양이로 다행히 식용은 아니다. 그래도 괴상하고 기이하다. 동영상을 보니 어둠 속에서 고양이 전신이 희미한 파란 형광을 발한다. 이런 고양이가 돌연 한밤중에 나타나면 깜짝 놀랄 수밖에 없을 것이다. 한국의 클론 학자가 개발한 것으로 빛을 내는 고양이와 그 클론 고양이까지 벌써 탄생했다고 한다. 빛을 내는 원리는 형광 물질과 같다. 고양이의 단백질 합성 유전자를 바이러스를 이용해서 형광단백질 합성 유전자로 바꾸었다. 이렇게 역사상 처음으로 빛을 내는 형광 고양이를 만들었다.

개발자는 유전자 이상으로 발생하는 '질병' 해명에 도움이 된다면서 이 유전자 조작 기술의 필요성을 강조한다. 앞의 형광 물고기를 만든 요크타운사와 같은 입장이다. 그들이 진짜 노리는 것은 결국 돈이다. 그들은 당연히 생물 특허를 획득하여 애완 비즈니스에서 성공을 꿈꿀 것이다. 염려되는 것은 다른 고양이와의 교배다. 대체 어떤 자손이 태어날까? 아무도 예측할 수 없다. 만약 형광 유전자가 확산되면 이른바 생물 다양성의 균형을 교란할 것이다.

형광 돼지도 등장

빛을 내는 동물은 더 있다. 다음은 중국의 '형광 돼지'다.

'동물 사상 처음으로 초록빛을 내는 돼지 탄생!'

이 보도는 신화사의 웹 사이트 〈신화망(新華網)〉(2008년 1월 8일)에 올라왔다. 기사를 보면 개발자는 중국 동북농업대학의 류춘화 교수 연구팀이다. 녹색 형광 유전자를 삽입한 클론 돼지 세 마리에게 자외선을 쏘면 입, 혀, 발굽이 녹색 빛을 낸다. 그 후 한 마리가 임신해서 수컷 네 마리와 암컷 다섯 마리를 출산했다. 열한 마리 중 수컷과 암컷 각각 한 마리는 어미 돼지처럼 자외선을 쬐면 녹색으로 빛을 발하는 특징을 확인했다. 자연에서는 있을 수 없는 녹색 형광으로 빛을 발하는 특질이 유전으로 이어진다는 사실을 확인했다.

클론 돼지의 자연 출산으로 생식 기능에는 문제가 없다는 것과 차세대에 일정 수준 유전된다는 사실이 증명되었다. 현재 이 연구팀은 녹색 형광 단백질을 가진 새끼 돼지 두 마리의 DNA 검사를 좀 더 자세히 하고 있다.

놀라고 있을 때가 아니다. 형광 돼지는 아무래도 특별한 것이 아닌 것 같다. 중국의 전 국토에서 형광 돼지 소동이 발생하고 있다.

어둠 속에서 빛을 발하는 돼지 때문에 중국 각지에서 대소동

돼지가 빛을 발한다는 것은 돼지고기도 빛을 발한다는 것이다. 2011년 12월 베이징에서 빛을 내는 돼지고기를 발견한 충격적인 사실을 〈신경보(新京報)〉 뉴스에서 보도했다. 증거로 사진도 발표했다. 보는 사람에 따라 하늘에 가득한 별처럼 아름답다고 말할 수 있을 정도로 밝게 빛난다. 보도에 따르면 북경 시내에 사는 한 남자가 시장에서 평범한 돼지고기 1kg을 사서 한겨울이라 냉장고에 넣을 필요가 없어 침실에 두었다고 한다. 이것이 공포의 시작이었다. 아침 5시 경 눈을 뜬 그는 이상한 불빛을 보았다. 방 안에서 무엇인가가 파랗게 빛나고 있어서 급하게 불을 켜니 빛을 발하고 있는 것은 바로 돼지고기였다고 한다. 그는 불안한 얼굴로 이렇게 말한다.

"벌써 반이나 먹었는데 몸에 이상은 없을까요?"

그는 즉시 〈신경보〉에 연락하여 기자와 함께 조사를 시작했다. '고기에 형광 물질이 묻어 있는 것은 아닐까?' 하고 여러 번 씻었지만 고기는 여전히 어두운 곳에서 빛이 났다. '고기에는 정규 검사 도장이 찍혀 있었다. 무인가 식육 처리장에서 처리한 것은 아니다.' 이런 형광 돼지고기를 구매한 사람이 더 있었다. 그 후 십여 명의 시민으로부터 문의가 있었다고 중국 정부는 말한다.

유전자 조작 돼지 유출 사건?

중국에서는 이 같은 야광 돼지고기를 발견한 사례가 수없이 보고되었다. 2007년 서안을 시작으로 북경, 상해, 무한, 장사 등에서도 보고되었다. 이번처럼 확실한 증거 사진까지 첨부한 경우도 있다.

어떻게 돼지고기가 빛을 낼까? 나는 '유전자 조작 형광 클론 돼지'가 유출되었다고 확신한다. 유전자 조작 형광 열대어나 형광 고양이처럼 중국 동북농업대학에서 만든 클론 돼지도 발광 유전자를 삽입한 것이다. 그래서 고기가 실온 상태에서도 빛을 발하는 것이다. 유출은 의도적인 것인지 아니면 사고였는지, 혹은 누군가가 제멋대로 가지고 나온 것인지는 불분명하다. 관리 검사가 허술해서 중국 전국으로 퍼진 것 같다.

그러나 이런 점을 전혀 모르는 중국의 행정 담당자는 "원인은 전혀 모릅니다"라고 답할 뿐이다. 식품위생 전문가는 "고기를 보기 좋게 만들기 위해 형광 물질을 발랐을 가능성이 높다"고 말한다.

'형광 물질을 칠한 것이라면 형광균 감염도 생각해야 한다. 어쨌거나 먹지 않는 게 상책이다.' '구매하기 전에 어두운 곳에서 빛이 나는지 아닌지 확인한 후 사는 것이 좋다.' 등 여러 조언이 있었지만, 결국 형광 돼지고기 소동은 원인불명인 채 끝났다.

폭주하는 연구에 법적 브레이크를 걸자

발단은 형광 담뱃잎이었다. 그러나 지금은 사태가 한층 심각해졌다. 형광 물고기에서 형광 고양이, 형광 돼지까지 차례차례 출현했다. '심야에도 즐길 수 있는 동물원'이라는 광고 문구가 딱 들어맞는 형광 동물원이 생기는 것은 시간문제다.

과학기술은 어딘가에서 브레이크를 걸지 않으면 이렇게 폭주한다. 연구자는 누구나 생물 특허로 돈을 벌려는 욕심이 있다. 어쩌면 그 이상으로 지금까지 존재하지 않았던 새로운 생물을 만드는 일에 욕심이 있는지도 모른다. 이른바 심리학에서 말하는 '전능함'이다.

이대로 가면 형광 동물이 증가할 것이다. 안전성이 염려스럽다. 나는 이전에 합성세제 문제에 관한 책 몇 권을 집필했는데 합성세제 조제로 배합된 형광 물질의 독성이 항상 문제 원인이었다. 빛을 내는 동물은 체내에 형광 물질을 갖고 있는데 결코 안전한 물질이 아니다.

원래 생명체에게 형광 물질은 '이물'이라서 몸에 좋을 리가 없다. 예를 들어 면역 시스템에서는 '비자기(非自己)'로 남이다. 따라서 면역계가 이것을 배제하려고 공격을 시작해도 이상하지 않다. 이것은 알레르기나 면역 질환 등에 걸릴 확률을 높이는 원인이 된다.

유전자 조작으로 제멋대로 발광하는 몸을 갖게 된 형광 물고기, 고양이, 돼지는 결코 고마워하지 않을 것이다. 어둠 속에서 평생 빛을 발하는 그들에게 동정심을 느낀다. 유전자 조작 연구에는 없는 게 없다. 이렇게 폭주하는 유전자 조작 연구에 대해서 엄격한 윤리적 제한만이 아니라 벌칙이 따르는 법적 규제를 만드는 일이 시급하다.

스파이더맨처럼 거미줄을 만드는 양젖

괴물 유전자 조작 동물의 예는 더 있다. 다음에 소개하는 것은 거미줄을 만드는 양이다. 곤충 거미와 포유류 양, 이런 이종생물의 벽을 무너뜨리는 것이 유전자 조작 기술의 힘이다. 2006년 미국 와이오밍 대학의 랜디 루이스 교수는 거미 유전자를 도입한 특수 양 개발에 성공했다. 이 양은 거미줄 같은 단백질을 함유한 젖을 만들어낸다. 물론 이 양젖은 식용이 아니다.

그렇다면 거미줄은 무엇에 사용할까? 영화 《스파이더맨》에서 본 것처럼 거미줄은 가늘고 튼튼하며 잘 늘어나서 '자연이 준 귀중한 선물'이라는 말을 듣는 물질이다. 이 특수한 양젖은 거미줄 제조 원료로 주목받고 있다. 이것의 이름은 '바이오 스틸'로 강철보다 강하고 깃털보다 가볍다는 꿈의 소재다. 같은 중량의 강철과 비교하면 강도가 다섯 배나 높다고 한다.

루이스 교수팀은 식물에 거미 유전자를 삽입해서 바이오 스틸을 재배할 계획이 있으며 이미 누에고치를 이용한 실험은 성공했다니 놀랍다.

미군이 몰래 개발한 유전자 조작 방탄복

이 기적의 소재에 각국은 칼날을 갈고 있다. 캐나다의 몬트리올에 거점을 둔 바이오 화학 기업 넥시아 바이오 테크놀로지사는 미국 육군과 손잡고 인공거미줄을 공동 개발하고 있다. 단 양이 아니라 소에 실험하고 있다. 거미 유전자를 주입한 소간을 배양해서 특수한 실을 만든다는 계획이다.

"거미줄은 과학의 신비다."

이렇게 말하는 사람은 이 회사의 CEO인 제프리 터너다.

"사람 머리카락의 10분의 1 굵기로 시속 30km로 나는 파리도 잡을 수 있을 정도의 강도를 지닌다."

그런데 미국 육군과 연관되어 있다니 왠지 수상하다. 그들이 노리는 것은 도대체 무엇일까? 더 조사하니 슈퍼 섬유의 용도는 의료용 실, 낚시 줄, 방탄복 등으로 폭넓다. 방탄복? 아마 미국 육군은 거미줄로 어떤 병기에도 견딜 수 있는 방탄복을 만들고 싶은 것 같다.

가까운 미래에는 방탄 인간도 등장

다음은 더 믿을 수 없는 뉴스다.

"양젖으로 총탄도 막을 수 있는 강인한 인공피부를 개발했다."

네덜란드의 연구자 쟈릴라 에사디팀이 보통 방탄조끼에 사용하는 케블라 섬유보다 네 배나 더 강한 거미줄을 유전자 조작의 양젖으로 만들어낸 뒤 이것을 원재료로 인공피부를 개발했다고 한다.

이 계획을 '스파이더 실크 프로젝트'라 이름 붙였다. 이들이 개발한 인공피부는 라이플 총탄도 막을 수 있어 전보다 두께가 4분의 1 정도 얇은 방탄조끼를 만들 수 있게 됐다. 더욱 놀라운 사실은 연구자의 최종 목적은 스파이더 실크를 사람 피부와 교환하여 방탄 인간을 만드는 것이다. SF 영화나 만화에만 존재하는 초인을 현실로 만드는 것이다. 이것은 할리우드 B급 호러 영화의 세계다. 당사자인 에사디는 아무렇지도 않게 말한다.

"방탄 인간 창조는 인간 게놈(유전자 배열)에 거미줄을 만드는 유전자를 추가하면 가능합니다."

실현시킬 방법을 생각하고 있다니 무섭다.

머리는 악어,
몸통은 닭인 새로운 생물 탄생

뒷 페이지의 사진을 보길 바란다. 머리는 악어, 몸통은 닭, 보기에도 이상한 생물이다. 이것은 2011년 8월에 보도된 충격 뉴스다(지 온라인 네트워크). '닭이 유전자 조작으로 괴물이 되다', '과학자는 악어 코를 가진 닭을 만들었다. 이들은 미친 듯이 꼬꼬댁 시끄럽게 운다'고 적혀 있다. 만약 길에서 보면 깜짝 놀랄 것이다. 심장이 약한 사람은 졸도할지도 모른다. 안심해도 된다. 이것은 합성사진으로 악어 머리와 닭의 몸으로 만든 창작물이다.

"장난이 심해도 너무 심하다."

화내지 않기를 바란다. 이런 놀라운 기사는 이 같은 동물이 이제 곧 탄생할 수도 있다는 경고다. 이 사진 같은 합성 동물 출현을 실현하려는 사람은 하버드 대학 연구팀이다. 그들은 이렇게 말한다.

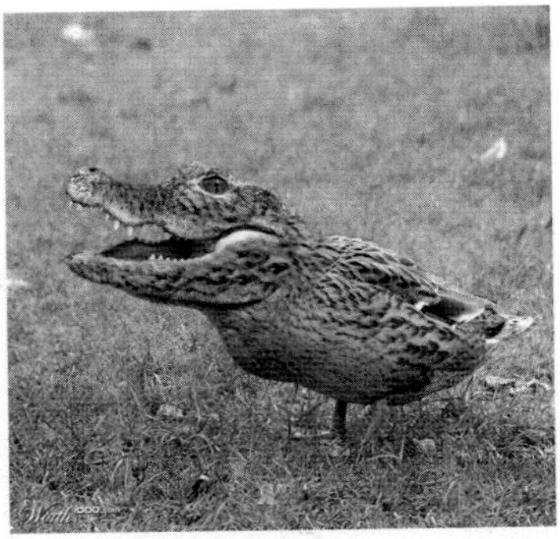

출처 : 〈Mail Online〉 2011년 8월 19일

"닭 유전자를 조작해서 백악기까지 진화를 거꾸로 거슬러 올라가는 방법을 발견했다."

정말 이런 일이 가능할까? 사실 조류와 파충류는 기원이 같은 동물이다. 그들은 원래 같은 종이었으나 진화 과정에서 둘로 나뉘었다. 그래서 진화를 거꾸로 거슬러 올라가면 두 개로 나누어지기 전 미지의 동물로 되돌아갈 수도 있다. 정말 실현된다면 닭 몸에서 악어 머리가 나와도 전혀 이상하지 않다.

유전자 조작으로 공룡 탄생

실제로 연구팀은 놀라운 실험에서 성공했다. 먼저 이 미지의 동물이 어떻게 조류와 파충류로 나뉘었는지 의문이다. 한마디로 진화한 것이 조류고 진화하지 않은 것이 파충류다. 체내 유전자 스위치가 'ON'인 것만 조류로 진화해서 하늘을 나는 능력을 갖추게 되었다. 반대로 스위치가 'OFF'면 파충류 특징이 그대로 남아 있다. 그래서 연구자들은 유전자 스위치를 'OFF' 하는 방법을 고안했고, 이것을 닭 수정란 유전자 게놈에 작용시키는 실험을 했다. 그러자 새 부리가 아닌 악어 코를 가진 닭 배자가 발생했다. 만약 달걀이 부화하면 놀라운 생명체가 출현할 것이다.

연구자들은 이 동물의 상상도까지 완성했다(다음 페이지의 삽화 참조). 이 모습을 보면 독자 여러분도 할 말을 잃을 것이다. 벌린 입은 조류의 부리가 연상되고 양팔에는 깃털이 있다. 몸통이나 긴 꼬리는 공룡 그 자체고 다리는 타조와 비슷하다. 악어 머리와 닭을 합체시킨 합성사진보다 훨씬 사실적인 모습이다. 백악기에는 그림과 같은 조류의 조상이라고 여겨지는 공룡이 넓은 땅을 뛰어다니고 있었을지도 모른다. 그런데 생각할수록 소름 끼친다.

하버드 대학의 연구자들은 유전자 조작으로 '미지의 동물' 배자까지 완성했다고 한다. 이대로 배자를 성장시켜 알이 부화하면 대체 어떤 생물이 껍데기를 깨고 얼굴을 내밀까? 충분히 주의해서 기르면 이 알을 부화시키는 일도 가능하다. 단 지금 이 실험은 닭 배자만으로 한정되었다. 윤리적 규제 관계상 이런 배자는 부화시킬 수 없다. 규제는 당연하다. 만약 이 그림 같은 괴물이 알에서 부화해서 주변을 뛰어다닌다면 그것이야말로 SF 영화 그 자체다.

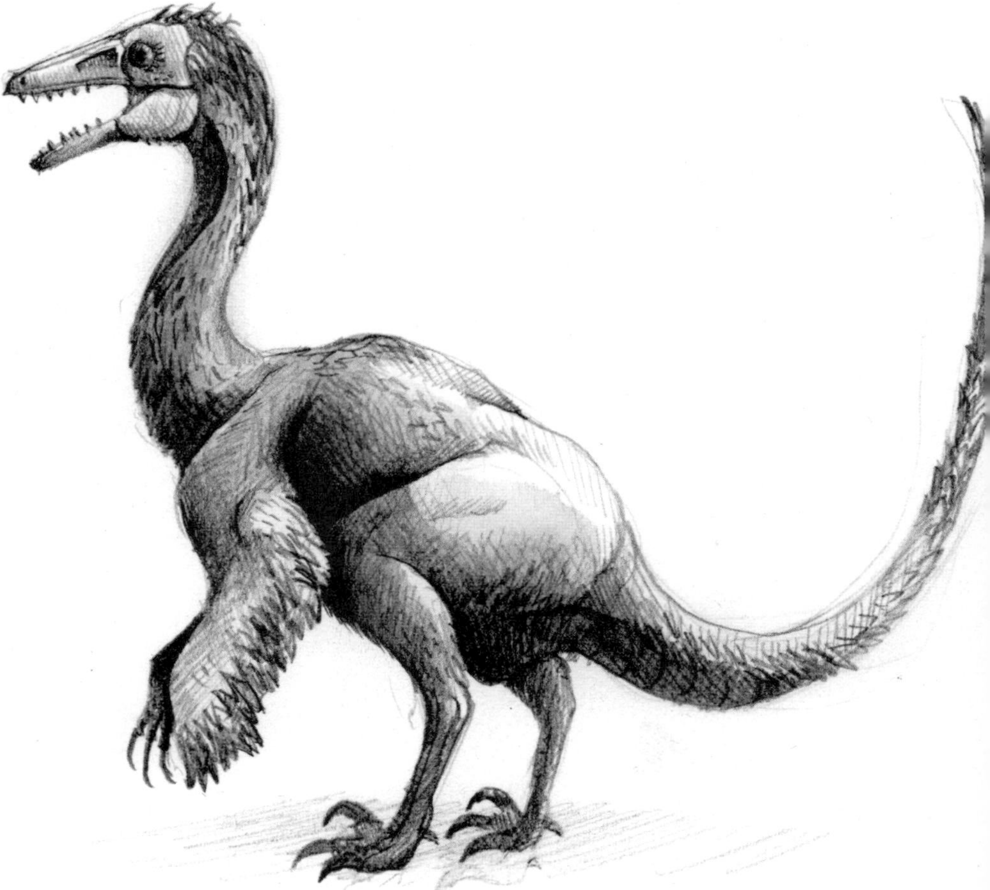

만약 공룡이 부화한다면?

기사에 따르면 하버드 대학의 연구자들은 포기하지 않았다. 왜냐하면 그들에게는 닭에서 공룡을 탄생시킨다는 꿈이 있기 때문이다. 여기까지는 '미친 과학자(mad scientist)'라고 할 수밖에 없다. 그들은 정말 공룡을 탄생시키려고 한다. 과학의 꿈은 끝이 없고 과학자들은 이것을 '미지세계 탐구'라고 할지도 모른다. 또한, 이 연구가 진행되면 유전자의 수수께끼가 해명되고 자궁 내에서 일어나는 선천성 이상과 같은 문제를 막을 수도 있다고 사회적 의미를 주장한다.

그러나 그들의 동기는 진정 그것뿐일까? 나는 스티븐 스필버그 감독의 영화 〈쥬라기 공원〉(1993)을 기억한다. 이것은 SF 공포 영화지만, 한편으로는 과학을 돈벌이 수단으로 삼는 것에 통렬한 야유를 보낸다. 공룡을 부활시키는 일은 누군가에게는 돈벌이 수단이 된다. 공룡은 최고의 상품이므로 전 세계에서 공룡을 보려고 사람이 몰려들 것이고 과학자는 생물 특허로 큰돈을 벌 것이다. 거대한 부를 얻는 일도 꿈이 아니며 게다가 명성도 따라온다. 노벨상이라는 역사에 이름을 남기는 영예도 있을 것이다. 돈과 지위와 명예 이것이야말로 그들을 연구에 몰두하게 하는 추진력이다.

영화 〈쥬라기 공원〉에서는 유전자 조작으로 창조된 공룡이 인간을 습격한다. 만약 공룡이 부화한다면 이와 같은 일이 발생할 것이다. 동물원의 동물도 수시로 탈출하거나 사육사를 습격한다. 영원히 창살 속에 가두고 사육하는 일은 절대로 불가능하다. 영화에서는 공룡의 알을 훔쳐 나오는 악당도 등장하는데 만약 외부로 유출되면 새로운 공포가 전개된다. 사람을 습격하는 것으로 끝나지 않고 다른 파충류와 교배해서 유전자 오염이 확산될 것이다. 기형종이나 새로운 괴물이 수없이 만들어질 것이다.

이런 여러 이유로 현재 공룡의 부화를 윤리적으로 규제하고 있지만 중요한 사실이 하나 숨어 있다. 법적으로 규제한 것이 아니라는 점이다. 여기서 나는 의문이 생긴다. 연구팀은 이미 아무도 모르게 공룡을 부화시켰을지도 모른다. 과학의 야망은 항상 가볍게 윤리를 뛰어넘기 때문이다. 내 생각이 잘못되었기를 간절히 바랄 뿐이다.

마법의 지팡이를 한번 휘두르면 전 세계를 지배

유전자 조작 기술은 지금까지 수많은 괴물을 개발했다. 여기서 이 책에 등장한 몬스터를 정리해 보겠다.

- 전 세계를 석권한 몬산토사의 '킹콘'

- 트립토판 사건을 일으킨 '맹독 아미노산'
- 자가채종을 무력화하는 '자살하는 종자'
- 블록 해제제와 세트로 판매하는 '트레이터 종자'
- 식량 위기의 원인이 된 '하이브리드 쌀'
- 실패로 끝난 '무르지 않는 토마토'
- 전갈 유전자를 삽입한 '맹독 양배추'
- 병을 예방하는 '백신 바나나'
- 두 배로 빨리 자라는 '괴물 연어'
- 깃털이 없는 닭 '누드 닭'
- 메탄가스가 발생하지 않는 '트림하지 않는 소'
- 사람의 모유를 만드는 '인간 소'
- 항암제가 든 '마법의 달걀'
- 분뇨가 비료가 되는 '친환경 돼지'
- 반디와 합체한 '형광 담뱃잎'
- 빛을 내는 동물들, '형광 물고기', '형광 고양이', '형광 돼지'
- 젖으로 '거미줄을 만드는 양'
- 마치 SF 영화나 만화 같은 '방탄 인간'
- 머리는 악어, 몸통은 닭인 '역진화 몬스터'
- 현대에 되살아나는 쥬라기 공원 '공룡'

이것은 아마 빙산의 일각일 것이다. 아직 선보이지 않은 많은 몬스터가 연구실에서 개발되고 있다고 믿어 의심치 않는다. 어느 것이나 지금까지 지구상에 존재하지 않았던 생물이다. 그래서 희소가치가 있다. 또 엄청난 생산성이라는 경제가치도 있다. 이익 추구를 목적으로 하는 바이오 화학 기업에는 매력적인 일이다. 몬산토사를 비롯한 바이오 화학 기업은 저마다 유전자 조작 기술을 구사하여 새로운 생명 창조를 위해 노력한다. 그들은 '생물 특허'로 법적으로도 튼튼하게 보호받는다. 즉 발명한 기업이 전적으로 이 동물들을 소유한다.

'황금 알을 낳는 거위'라는 우화가 있다. 유전자 조작 생물은 바로 현대판 '황금 알을 낳는 거위'다. 이들은 평범한 거위를 '돈을 낳는 거위'로 바꾸는 마법의 지팡이를 손에 넣었고 이 지팡이는 바로 유전자 조작 기술이다. 한번 흔들면 놀라운 일이 일어난다. 주변에서 흔히 볼 수 있는 농작물이 보물로 변하고 평범한 가축도 최우량종으로 변한다.

신을 대신해서 지구를 지배하는 악마

이렇게 되면 마음은 이미 '마법사'다. 아니 '신'이다. 살아서 만물을 창조하는 신이 된다.

'나는 왕보다 대통령보다 훨씬 훌륭하다.' 이렇게 착각해도 이상하지 않다. 그러므로 그 어떤 짓을 해도 괜찮다고 생각한다.

몬산토사 등 거대 바이오 화학 기업이나 과학자 마음속 깊은 곳에는 이런 오만한 '전능함'이 있다고 생각한다. 신을 대신해서 지구를 완전히 지배하는 것이 그들의 진정한 야망이다. 이렇게 생각하니 몬산토사의 비정상적인 확대주의가 무엇인지 알 수 있다.

신을 대신해서 세계를 지배하는 자, 그것은 악마다. 악마는 자비심이 없다. 그래서 유전자 조작 식품 때문에 사람들이 건강을 잃든지 죽든지 신경 쓰지 않는다. 환경 속에서 생물종이 멸종하거나 돌연변이를 일으켜도 무슨 상관이냐고 고개를 갸우뚱할 뿐이다.

여기까지 생각하니 등이 오싹해진다. 무자비하고 욕심이 많은 악마는 분명 지구를 지배하려고 한다. 그 끝은 '풀을 자르는 낫'이 아닌 '목을 자르는 낫'을 마구 휘두르는 죽음의 신이다. 그들은 먹잇감을 구하기 위해서 어둠 속을 떠돈다.

지구는 3대 회사가 지배하는 인간 목장

오늘도 세계 어느 곳에서는 전쟁의 참화가 끊이지 않는다고 생각하니 마음이 무겁다. 군사 회사라는 악마가 배후에서 조종하고 있기 때문이다. 전쟁의 피해가 심하면 심할수록 무기의 판매도 급증한다. 군사사업의 이익은 적신호다. 군사사업 배후에 있는 죽음의 신은 목을 자르는 낫을 휘두르고 병사뿐만 아니라 여성이나 아이의 목도 자른다.

금융 회사라는 악마는 세계 금융 시스템을 지배하고 진공청소기처럼 모든 것을 빨아들여 막대한 이익을 얻는다. 죽음의 신은 고급 양복을 입고 넥타이를 매고 서류 가방을 들고 있지만, 변장 때문에 아무도 눈치 채지 못한다. 유전자 조작 이권을 쥐고 있는 것은 석유 회사다. 천상에 군림하는 석유 회사의 총사령관 록펠러가 몬산토사에 거액을 출자하여 실질적으로 지배하고 있다.

군사 회사, 금융 회사, 석유 회사의 3대 악마가 전 세계를 어둠 속에서 조종하는 것은 거짓이 아닌 현실이다. 세계화, 신세계 질서 등 그들은 듣기 좋은 말로 현재와 미래를 장밋빛으로 포장하려고 한다.

그러나 현실은 사람을 가축 수준으로 떨어뜨리고 있다. 대중매체도 이제 인류의 진실을 전하지 않고 알리려고도 하지 않는다. 왜냐하면, 주인이 가축에게 진실을 알릴만큼 바보가 아니기 때문이다. 일본의 NHK, 요미우리신문 같은 대형 신문사도 진실을 말하지 않는다. 이런 미디어에는 수신료를 낼 필요가 없다. 신문은 구독하지 말아야 한다. 이것이 시민으로서 최소한의 권리, 아니, 의무라고 확신한다. 거대 후원 기업이 지배하는 오늘날 대중매체는 보도의 자유조차 사라진 지 오래다. 그런데 99퍼센트의 사람은 매스컴이 진실을 알리고 있다고 믿는다. 이것을 '대중 세뇌'라고 한다.

9장

지금이야말로
세뇌에서
깨어나야 할 때

슈퍼 잡초 출현, 대자연이 심판을 시작

'신'이란 한마디로 대자연의 존재 그 자체다. 이것은 우주 법칙에 따라 움직인다. 인간은 자연을 따라 행동하면 은혜를 받을 수 있지만, 자연을 거역하면 처벌 받는다. 이것이 우주의 법칙으로 다른 말로 '인과율(因果律)'이라고 한다. 유전자 조작 기술은 법칙에 반하는 행동 그 자체다. 유전자 조작 학자들은 처음에는 마치 '신'이 된 기분을 맛보았을 것이다. 그러나 그 기분도 잠깐이고 대자연은 자신을 거스르는 행위를 절대 용납하지 않는다.

드디어 대자연이 반격을 시작했다. 유전자 조작 농업의 중심인 미국 농지에서 이변이 나타나기 시작했다. 몬산토사의 베스트셀러 제초제 '라운드업'을 뿌려도 효과가 없는 잡초가 출현한 것이다.

생물은 동물과 식물 모두 외부의 적을 만나면 스스로 유전자를 변화시키고 내성을 획득하는 성질이 있다. 예를 들어 제초제로 잡초를 죽이면 잡초는 바로 유전자를 바꿔 내성을 획득한다. 이 유전자를 '항 약제 유전자'라고 한다.

'라운드업'의 유독 성분에 노출된 잡초가 스스로 유전자를 조작해서 제초제에 대항하는 내성을 획득했다. 이렇게 농약에도 안 죽는 잡초를 '슈퍼 잡초(super weed)'라고 한다. 슈퍼 잡초는 유전자 조작 농업이 낳은 도깨비다. 미국 내 농지 450만 헥타르에 걸쳐 퍼져 있다. 게다가 슈퍼 잡초는 오스트레일리아, 아르헨티나,

브라질, 칠레, 유럽, 남아프리카까지 엄청난 속도로 침식하기 시작했다. 2010년에는 1억 2천만 헥타르까지 퍼졌다고 전문가는 추측한다. 그중에는 '자이언트 돼지 풀'이라는 키가 약 3m에 달하는 잡초까지 등장했다. 물론 '라운드업'을 아무리 뿌려도 죽지 않는다.

지구환경 파괴의 책임은 전적으로 몬산토사에 있지만, 이 회사는 보상을 거부한다. 슈퍼 잡초의 발생으로 인한 피해에 "라운드업 농업의 보상은 그 부분까지 포함하지 않는다"고 선언했다.

슈퍼 잡초가 무성하게 자란 농지는 농작물 재배에 적합하지 않은 황폐한 토지가 되었다. 슈퍼 잡초를 퇴치하기 위해서는 가스버너로 태우거나 베트남 전쟁 때 사용한 악마의 제초제를 다시 쓸 수밖에 없다. 베트남 정글의 악몽이 이번에는 미국 대지에서 되살아났다. 미국 농무부는 '오렌지제는 안전하다'고 반복한다. 그러나 누구도 믿지 않는다. 미국 농업은 베트남 전쟁처럼 빠져나올 수 없는 깊은 늪으로 빠져들고 있다.

몬산토사의 속임수에 인도에서 자살자 속출

여기서 다시 정리하면 몬산토사의 농작물 유전자 조작 목적은 크게 세 가지다.

① 이 회사 제초제에 대한 내성을 만든다. 그러면 씨앗과 제초제를 세트로 판매할 수 있다.

② 독물로 해충에 대한 내성을 갖게 한다. '벌레가 달려들지 않는다'가 판매 전략이다.

③ 다수확을 내세우면서 이전의 품종을 내쫓는다. 대량 화학비료 투하를 전제로 한다.

하지만 슈퍼 잡초의 출현으로 먼저 ①의 실패가 확실해졌다. ③도 이미 파탄이 눈에 보인다. 대량의 화학비료 투하에 따른 지하저하가 문제가 되고 있기 때문이다. 이를테면 킹콘은 이전의 품종보다 다섯 배나 많은 양을 수확할 수 있지만, 이는 암모니아 화학비료의 대량 투하를 전제로 하는 농법이다. 대량의 화학비료는 토양 속의 미생물 등을 감소시키고 토지는 점점 말라가고, 그 결과 수확량이 떨어진다. 이후 이 문제는 크게 부각될 것이다. 지금 대자연은 ②에 대한 반격을 개시했다. 유전자 조작 농작물을 먹는 새로운 해충이 출현한 것이다.

'유전자 조작 옥수수를 먹는 해충 증식 중' (AFPBB 뉴스 2011년 8월 31일)

시카고에서 날아온 뉴스는 충격적이었다.

'해충이 달려들지 않는다'가 유전자 조작 옥수수(킹콘)의 광고 문구다. 그런데 벌레가 달려들지 말아야 할 옥수수에 신종 해충이 출현해서 맹렬히 증식하고 있었다. 따라서 농가는 많은 돈을 내고 유전자 조작 옥수수 씨앗을 구매할 이유가 사라졌다. 농가의 분노는 유전자 조작 옥수수만이 아니다.

몬산토사는 해충이 달려들지 않는다고 크게 광고한 후 인도에 유전자 조작 목화 씨앗을 팔았다. 세계적으로 유명한 이 목화지대를 유전자 조작 목화로 완전히 제압했다. 그런데 기대와는 달리 목화를 파먹는 해충이 크게 발생해서 농가는 살 필요가 없었던 고가의 농약을 사야 해서 점차 생활고에 빠지게 되었다. 빚을 갚지 못하고 자살하는 농민이 수천 명이나 속출했다고 한다. 유전자 조작 콩 등 다른 농작물에서도 이와 같은 보고가 전 세계에서 들려오고 있다.

신종 슈퍼 곤충이 농작물을 먹는다

왜 이런 곤충이 등장하게 되었을까? 이미 눈치 챘을 것이다. 슈퍼 잡초처럼 독성에 내성이 생겼기 때문이다. 이런 곤충을 '슈퍼 곤충(super insect)'이라고 한다. 이를테면 킹콘 같은 농작물은 안에서 독성을 생성하도록 유전자를 조작한다. 이것은 농약을 '외부에서 뿌린다'와 '내부에서 만든다'의 차이이다. 곤충은 킹콘을 먹고 그 독 때문에 죽지만 얼마 후 항 약제 유전자를 만들어 약에 내성이 생긴다. 무적이었던 킹콘은 점차 슈퍼 곤충의 먹이가 되고, 지금까지 문제가 전혀 없었던 곤충도 항 약제 유전자를 가진 흉악한 해충으로 변하는 결과가 나타난다.

그럼 농가는 어떻게 할까? 내성을 가진 슈퍼 곤충과 싸우기 위해서 더 강력한 농약을 대량 살포해야 한다. 결과적으로 농민의 건강을 파괴하고 풍요로운 대지를 오염시킨다.

당황한 몬산토사는 다음의 대응책을 내놓았다. 슈퍼 곤충을 죽일 수도 있는 강한 살충 효과 농작물을 유전자 조작으로 만드는 일이다. 회사는 연구와 개발에 엄청난 자금과 시간을 투입하였고 완성된 초강력 살충 작물은 효과가 있었다.

그러나 이것도 잠시, 초강력 살충 작물에도 곤충은 내성이 생기기 시작했다. 다람쥐 쳇바퀴 돌리기처럼 끝이 보이지 않는다. 늪에 빠진 미국 농업을 방관하고 있던 몬산토사도 드디어 늪으로 빠져들고 있다.

해충이 폭발적으로 증가

'유전자 조작 농작물은 지금까지 문제가 없었던 해충마저 심각한 문제의 해충으로 바꾼다.' (네이처 2010년 5월 13일)

이런 충격적인 결과가 중국 조사에서 밝혀졌다. 조사팀을 이끄는 사람은 중국 농업과학 아카데미의 곤충 학자 우곤밍 박사다. 연구진들은 중국 북부 38곳의 관찰 포인트에서 해충의 성장을 10년 동안 관찰했다. 이 연구 보고서를 본 관계자들은 아연해한다. 중국 북부에서는 지금까지 특별히 문제가 되지 않았던 장님노린재의 수가 1997년보다 12배나 급증했기 때문이다. 현재 장님노린재는 이 지역의 중요 해충으로 지정되었다. 우 박사는 그 이유를 이렇게 말한다.

"장님노린재가 급증한 이유는 유전자 조작 목화의 재배 규모와 관계있다."

장님노린재는 유전자 조작 목화의 독성에도 반응하지 않았다. 원래 특별한 문제가 없던 벌레라서 신경 쓰지 않았던 모양이다. 그런데 농약을 줄이자 문제가 생겼다. 몬산토사는 농약을 줄이고 재배할 수 있다면서 종자를 팔았다. 농약 사용량을 줄일 수 있다는 것은 농가에 좋은 소식이다. 하지만 농약이 감소하자 장님노린재가 12배나 증식해서 폭발적으로 증가했다.

현재 중국에서는 400만 헥타르 이상의 농지에서 몬산토사의 유전자 조작 목화를 재배하고 있으며 대부분은 농약을 재사용해야 하는 처지에 몰렸다. 새로 발생한 해충을 내버려 두면 수확량이 최대 50퍼센트나 감소하기 때문에 농가에는 큰 타격이다. 또 이 해충은 콩, 잡곡, 채소, 과일 등 다른 농작물도 먹어 치운다. 농약 사용량은 유전자 조작 도입 전과 비교하면 약 3분의 2까지 회복됐다.

"장님노린재가 현재 사용하는 농약에 내성이 생기면 농가는 다시 이전처럼 많은 양의 농약을 뿌려야 한다"고 우 박사는 경고한다.

결국, 유전자 조작 농작물과 농약을 사용하고 있는 한 이런 희비극은 끝없이 계속될 것이다.

중국의 몬산토사 진출은 겨우 10년 만에 파탄

"중국에서 유전자 조작 목화 재배 이익은 이미 사라졌다."

2008년 경제학자이자 코넬 대학의 교수인 데이비드 저스트는 이렇게 단언했다. 중국에서 몬산토사의 목화 재배는 10년 만에 파탄에 이른 셈이다.

원인은 장님노린재에 대처하기 위해서 사용한 농약이라고 결론지었다. 유전자 조작 목화를 도입하여 해충 장님노린재가 12배나 증가했다. 장님노린재를 쫓아내려면 막대한 양의 농약이 필요하다. 결국 돈이 필요하다는 이야기다. 목화를 비롯한 옥수수, 콩 등 유전자 조작 품종을 도입한 모든 농지에서 이런 상황이 발생했다.

이것은 유전자 조작 농법의 실패를 증명한다. 환경오염, 건강위협의 문제점도 있지만, 비즈니스에서도 성공하지 못했다. 농가는 점점 몰락해 갔고 그들에게 남은 것은 엄청난 액수의 빚뿐이다. 좋은 점은 하나도 없다.

엎친 데 덮친 격으로 큰 가뭄

대자연의 심판은 슈퍼 곤충과 슈퍼 잡초의 출현만으로 끝나지 않았다. 지구온난화에 따른 이상기후도 한몫 했다. 2012년 여름 미국을 습격한 가뭄의 피해는 심각했다. 원래 비옥한 곡창지대였던 미국 중서부에 태양이 한없이 내리쬐었다. 캔자스 주의 한 농촌에서는 "70일 동안 비가 한 번도 내리지 않았다"면서 농부가 꼼짝 않고 서 있었다. 8월 초순 기온이 40도에 육박했고 옥수수는 모두 말라갔다. 같은 주에서 재배하는 대부분의 옥수수는 유전자 조작 품종으로 이해의 수확량은 예년의 3분의 1로 급감하여 이제는 '킹'이라고 할 수 없다.

"이런 가뭄은 30년 동안 농사를 지으면서 처음이다."

한 농부의 말에서 가뭄의 심각성이 느껴진다.

미국 정부 발표로는 가뭄 피해 지역은 이후 미국 본토의 약 64퍼센트까지 확대되어 오바마 대통령은 32주, 1,500군을 피해 지역으로 인정했다. 시카고 시장에서 옥수수 선물 가격은 2개월 만에 약 1.6배 올랐다. 미국산 옥수수는 전 세계 옥수수 생산량의 약 40퍼센트를 차지한다.

농작물이 곤충, 잡초, 가뭄 등 '삼중고'에 헐떡이고 있다. 농작물 원래의 생명력과 대지의 지력을 죽였기 때문에 발생한 당연한 결과일지도 모른다.

전 세계의 유전자 조작 농작물 15년 만에 10배로 급증

유전자 조작 농작물은 급격히 성장했다. 1996년부터 전 세계에서 유전자 조작 농작물을 심기 시작했다. 당시 경작 면적은 겨우 170만 헥타르였으나 2009년에는 1억 3,400만 헥타르로 매우 빠르게 증가했다. 겨우 13년 만에 약 80배가 되었다. 그 넓이는 일본 경작 면적의 29배다. 이런 여세는 아직도 멈출 기미가 보이지 않는다.

세계 전체 농작물 중 유전자 조작 농작물의 점유율(재배 면적)은 콩 77퍼센트, 옥수수 26퍼센트, 면실 49퍼센트, 유채 21퍼센트다. 유전자 조작 기술의 대국인 미국만 본다면 콩이 93퍼센트, 옥수수가 86퍼센트 등 이미 유전자 조작이 농작물 대부분을 점유하고 있다. 이대로 간다면 지구상의 농경지는 모두 유전자 조작 농작물이 석권할 것이다. 물론 일본도 예외가 아니다.

유전자 조작 종자의 90퍼센트 이상은 몬산토사의 것이다. 거대 기업 하나가 전 세계의 식량을 글자 그대로 독점하고 있다. 이런 일을 용납해도 되는 것일까?

일본이 배워야 하는 유럽의 대응

EU 국가들은 기본적으로 유전자 조작 농작물에 반대 관점을 취하고 있다. 헝가리, 프랑스, 벨기에는 몬산토사를 정면으로 반대한다. 국민의 건강과 환경 그리고 농업을 지킨다는 정책이 굳건하다. 헝가리의 농촌 개발청 라호스 보그너 부장관은 다음과 같은 충격적인 발언을 했다.

"헝가리 국내에서 몬산토사의 유전자 조작 씨앗을 뿌린 400헥타르의 옥수수 밭이 망가졌다."

몬산토사는 수확량이 지금보다 몇 배나 늘어날 것이라며 농민을 홀렸다. 그러나 서서히 그 괴물의 가면이 벗겨지기 시작했다.

프랑스도 몬산토사의 킹콘을 반대한다. 여기에는 많은 투쟁이 있었다. 프랑스는 처음부터 킹콘 재배 금지령을 내렸으나 프랑스 내에도 몬산토사의 앞잡이가 있었다. 프랑스 국가 평의회라는 그룹으로 평의회는 '금지령에는 충분한 정당성이 없다'고 반론하며 금지령을 폐지하도록 일을 꾸몄다.

그러나 프랑스 의회는 규제를 완화하지 않았다. EU 가맹국에는 인간, 동물, 환경에 대한 위험이 과학적으로 증명되면 그 상품이나 농작물을 정부 판단으로 금지할 수 있는 법이 있다. 지금도 프랑스 의회는 유전자 조작 종자 사용을 엄격한 태도로 반대하고 있다. 니콜라 사르코지 전 대통령도 임기 중 유전자 조작 농작물 반대의 뜻을 단호하게 지켰다. 일본의 지도자와는 매우 다르다.

반대의 흐름은 EU만이 아니다. 남미 페루에서는 10년 이상 전부터 '헬스 프리덤(건강의 자유)' 사상에 바탕을 두고 유전자 조작 식품을 금지하고 있다. 정권은 유전자 조작 식품의 합법화를 강경하게 추진했으나 페루 의회는 그것을 뒤집고 유전자 조작 식품 금지령을 발동시켰다. 유전자 조작 식품의 유해성을 뒷받침하는 정보가 계속 나타났기 때문이다. 농촌 위원회의 아니발 우에르따 의장은 단언한다.

"몬산토사 제품 금지령은 생명공학에 따른 위험이 국내에서 발생하는 것을 미리 방지하기 위해 필요하다."

원자력발전소 사고를 다시 한 번 기억해야 한다

헝가리, 프랑스 그리고 페루. 이 나라 지도자들의 공통점은 대세를 거슬러도 국민의 건강과 국내의 환경을 철저하게 지킨다는 자세다. 한편, 일본은 문제가 심각하다. 몬산토사와 업무 제휴를 맺고 있는 스미토모 화학 회장이 일본 경제 단체 연합회의 리더로 군림하고 일본 시장을 국제적 경제 마피아에게 넘기는 TPP 참가의 선두 역할을 담당하고 있다. 국민의 이익보다 자사의 이익을 우선으로 한다. 이런 사실을 정치가도 언론도 모른척 한다. 국민은 이 사실을 알아야 한다.

동일본대지진 후쿠시마 제1 원자력발전소의 참화를 기억하기 바란다. 지금까지 정부나 기업(도쿄전력)은 원자력발전소는 안전하다고 반복해서 말했다. 그런데 전혀 안전하지 않았다. 사고 후 그들은 '상상도 못한 일이다'는 말만 반복했다. 사고 원인은 2000년에 한 번 나타난다는 쓰나미였다. 원자력발전소에서 지금도 배출하는 '죽음의 재'가 공기 속으로 날아와 흩어진다면 인류는 피해를 당할 것이다. 무서운 독성을 가진 죽음의 재는 엄청난 힘을 갖고 있다. 만약 다시 한 번 사고가 일어나면 되돌릴 수 없는 참사로 이어질 것이다.

물론 희망적인 데이터도 있다. 농림수산성의 설문 조사(2007년 1만 2,000명 대상) 결과, 일본인의 약 70퍼센트가 유전자 조작 식품에 불안을 느낀다고 답했다. 그중 90.4퍼센트가 건강에 불안을 느끼고, 65.3퍼센트가 환경에 불안을 느끼고 있다. 일본 정부, 경제 단체 연합회는 이것이 국민의 반응이라는 사실을 알아야 한다.

자연과의 공생, 이제는 되돌아가야 할 때다

우리는 유전자 조작이라는 현대 농업뿐만 아니라 최근 수십 년 사이에 확립된 근대 농업의 기만과 허망함에도 엄격한 잣대를 가져야 한다. 근대 농업이란 농약과 화학비료에 의존하는 농업으로 한마디로 석유화학 농법이다. 석유가 없으면 한발도 나아갈 수 없다. 이렇게 일본의 농업과 세계의 농업은 석유 회사가 완벽하게 지배하고 있다. 농학도 그들이 완벽하게 지배했다. '농약이나 화학비료가 없어도 농업은 가능하다'고 말한다면 미쳤다면서 비웃음을 당할지도 모른다.

1978년 미국 코넬 대학 연구팀은 획기적인 논문을 발표했다. 만약 전 세계에서 농약을 모두 금지하면 농작물은 어느 정도의 영향을 받을 것인가라는 모의실험을 했다. 결과는 '칼로리 베이스에서 약 4퍼센트 감소한다'였다. 부정적인 면은 겨우 생산량이 4퍼센트 감소하는 것이지만, 긍정적인 면은 여러 가지가 있다.

먼저 인체의 농약 피해가 사라지고 농작물의 농약 오염이 사라진다. 대지, 공기, 물, 하천, 바다의 농약 오염이 사라진다. 게다가 농작물은 원래의 자연 생명력이 되살아난다. 비타민 등의 영양소는 몇 배, 몇 십 배가 된다. 이와 비례해서 맛도 좋아진다. 이런 채소를 먹으면 지금까지 경험하지 못한 맛에 충격 받을 것이다.

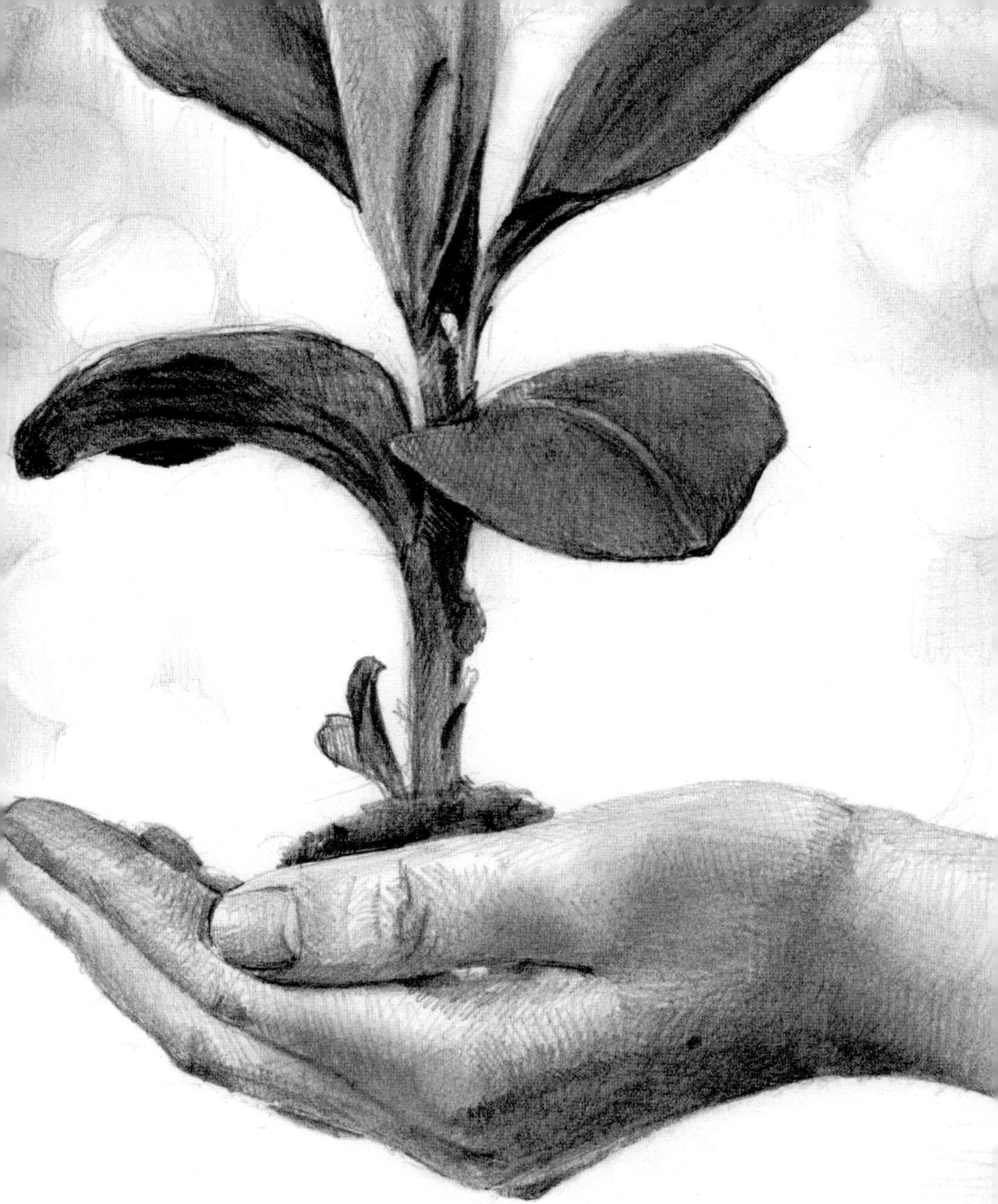

좋은 점은 또 있다. 건강한 농작물을 먹으며 몸도 건강해져 현재 연간 40조 엔에 이르는 의료비도 급감할 것이다. 농가는 농약이나 비료에 돈을 들이지 않아도 된다. 게다가 농약이나 화학비료를 뿌리는 노동에서도 해방된다.

이것은 꿈이 아니다. 전 세계에는 이미 완전한 무농약, 무비료의 유기농법을 하는 사람이 수없이 많다. 건강 의식이 높은 사람들의 지지를 받아 경제적 성공도 누리고 있다. 그들은 스스로 실천하여 석유화학 약품에 빠진 근·현대 농약의 잘못을 고발한다. 무농약, 무비료, 무제초, 무경기(땅을 갈아 일으킴), 4무 농법이 후진의 실천으로 마치 지하수처럼 조용히 전 세계로 퍼지고 있다. 이것은 전 세계를 뒤덮으려는 몬산토사의 맹렬한 침략과 대조적이다.

대자연을 바라보기를 바란다. 모든 자연 생물은 농약과 비료 그리고 생명공학 기술 도움 없이 생명에 활기를 불어넣고 있다. 지금이 바로 이 유구한 은혜의 품으로 우리 인류도 되돌아갈 때라고 생각한다.

무기를 손에, 어둠의 세력을 타도하자

세계 농업을 지배하려는 거대 기업은 농가의 다품종 생산을 용납하지 않는다. 아시아, 아프리카 등 유럽 열강의 식민지는 단품 생산을 강요받았다. 그들은 가족 농업 농가에서 자급자족 수단을 빼앗아 바나나, 설탕, 커피, 홍차, 목화 등의 단일 재배를 강요했다. 어떤 지역에 한 가지 농작물만 재배하는 농경법을 실시하고 대형 농장 속으로 그들을 가두고 '농노'로 만들었다. 지금 일어나는 일도 이와 비슷한 일이다.

이런 지배를 타도하고 전 세계 농업을 본래 모습으로 되돌릴 비책은 없을까?

비책은 바로 전통 품종의 부활이다. 예전에 일본에서는 농민을 '백성'이라고 했다. 백 가지 농작물을 재배하는 자라고 하여 '존경'의 의미를 부여한 것이다.

농작물에는 다양한 품종이 존재한다. '부활'에서 빠지면 안 되는 것이 '자가채종'이다. 이것이야말로 유전자 조작 품종의 침입에 대항하는 묘책이다. 단 이것을 실현하기 위해서는 새로운 유통시스템이 필요하다. 나는 전통 새벽 시장의 부활을 제안하고 싶다. 또 택배를 활용한 산지 직송 네트워크도 강화해야 한다. 물론 소비자의 식생활 개선도 절대 조건이다.

나는 매일 부엌에서 모든 음식을 직접 만들고 있지만 대부분 사람은 매스컴 광고의 유혹을 이기지 못하고 가공식품이나 패스트푸드에 빠진 일상을 보내고 있다. 이렇게 우리는 유전자 조작 상품의 대홍수에 휩쓸려간다. 직접 요리하는 것이야말로 부활의 열쇠다. 먹거리 방식(수용)이 농업 방식(공급)을 결정한다.

전통 품종, 전통 식재에 따른 요리의 습관화는 지역 농업을 활성화할 것이다. 건강, 미용, 장수 등 여러 면에서도 최적이며 가계의 절약으로도 이어진다. 이것이야말로 1석 5조가 아닌가?

지구 지배를 노리는 록펠러 재벌 그리고 그 아래의 몬산토사는 지금도 노골적으로 야망을 드러내고 있다. 그들의 세계화에는 자립한 지역주의로 대항해야 한다. 나는 그렇게 믿고 있다.

마무리

이제 전 세계를 바꿔보자!

'미국인의 건강은 선진국 17개국 중 최하위'(도쿄신문 2013년 1월 10일)

얼마 전 이런 보도가 있었습니다. 전미 과학 아카데미의 충격적인 보고서입니다. 그들은 '평균 수명도 여성은 16위, 남성은 17위로 매우 짧다'고 한탄합니다. 원인은 비만과 당뇨병 같은 생활습관병, 고칼로리 식습관과 그 밖의 총기류 범죄, 교통사고, 약물 의존 등입니다.

'미국 국민 한 사람 당 의료비는 유럽, 캐나다, 오스트레일리아, 일본 등과 비교하면 높지만 50세 전에 사망하는 사람의 비율은 남녀 모두 미국이 가장 높았다.' (도쿄신문)

이것이 세계 최대 강국인 미국 국민의 슬픈 현실입니다. 미국은 유전자 조작 기술의 선진국입니다. 이 책에서 경고한 것처럼 인공 식품이 미국 국민을 지배하는 약 10년 사이에 여러 만성질환을 앓는 환자가 두 배 가까이 증가하고 급성알레르기 환자 수도 5년 만에 두 배 증가했습니다. 어린이의 천식, 자폐증, 비만, 당뇨병, 소화기 장애, 소아암도 급증하고 있습니다.

유전자 조작 농작물의 대표격인 '킹콘'을 먹은 실험용 쥐는 거대한 암 종양이 생겼고 유전자 조작 콩에도 같은 독성이 존재합니다. 미국인은 이것을 사용한 가공 식품과 사료를 먹고 자란 동물의 고기를 대량 섭취하고 있습니다. 그 결과 선진국 중 건강상태가 가장 나빠졌습니다. 그리고 지금 이런 미국의 뒤를 쫓고 있는 것이 바로 일본입니다. 이런 바보 같은 무서운 전례를 닮아서 어쩌려는 것일까요?

건강을 위협 받는 미국 국민, 그들은 인류를 파멸로 이끌고 있는 보이지 않는 힘의 가장 큰 희생양일지도 모릅니다. 여러분은 빌데르베르크 회의를 알고 있습니까? 이 회의는 '어둠의 지배자가 개최하는 비밀 회의', '어둠의 서밋'이라 불리며 연 1회 개최됩니다. 록펠러가 같은 거대 재벌, 유럽 왕족, 각국의 정부 고관 등 수백 명이 참석합니다. 회의 내용은 절대 비밀로 일본의 매스컴은 이 존재를 보도할 수 없습니다. 이유는 그들이 세계를 실질적으로 지배하고 있기 때문입니다.

지배 도구는 에너지, 의료, 교육, 경제, 보도, 문화 등 모든 분야에 이릅니다. 유전자 조작은 인류를 지배하는 도구에 지나지 않습니다. 여기서 '인류 지배'란 바로 '인류의 가축화'를 뜻합니다.

여러분은 그것을 받아들일 수 있습니까?

지금이야말로 우리가 일어서야 할 때입니다.

후나세 슌스케

한 권으로 읽는 상식 & 비상식 시리즈

우리가 몰랐던 **웃음 치료의 놀라운 기적** 후나세 슌스케 지음 | 이요셉 · 김채송화 옮김 | 14,500원

우리가 몰랐던 **항암제의 숨겨진 진실** 후나세 슌스케 지음 | 김하경 옮김 | 14,500원

우리가 몰랐던 **암 자연치유 10가지 비밀** 후나세 슌스케 지음 | 이정은 옮김 | 13,500원

우리가 몰랐던 **어깨 통증 치료의 놀라운 기적** 박성진 지음 | 올컬러 | 16,000원 eBook 구매 가능

우리가 몰랐던 **목 통증 치료의 놀라운 비밀** 박문수 지음 | 13,500원 eBook 구매 가능

우리가 몰랐던 **냉기제거의 놀라운 비밀** 신도 요시하루 지음 | 고선윤 옮김 | 15,000원

우리가 몰랐던 **냉기제거 반신욕 건강백서** 신도 요시하루 지음 | 고선윤 옮김 | 14,000원

우리가 몰랐던 **턱관절 통증 치료의 놀라운 비밀** 로버트 업가르드 지음 | 권종진 감수 | 15,000원 eBook 구매 가능

우리가 몰랐던 **야채수프의 놀라운 기적** 다테이시 가즈 지음 | 예술자연농식품 감수 | 강승현 옮김 | 14,000원

우리가 몰랐던 **면역혁명의 놀라운 비밀** 아보 도오루 · 후나세 슌스케 · 기준성 지음 | 박주영 옮김 | 14,000원

우리가 몰랐던 **당뇨병 치료 생활습관의 비밀** 오비츠 료이치 외 지음 | 박선무 · 고선윤 옮김 | 올컬러 | 15,000원

우리가 몰랐던 **유전자 조작 식품의 비밀** 후나세 슌스케 지음 | 고선윤 옮김 | 15,000원

우리가 몰랐던 **눈이 좋아지는 하루 5분 시력 트레이닝** 로버트 마이클 카플란 지음 | 14,000원 eBook 구매 가능

우리가 몰랐던 **백신의 놀라운 비밀** 후나세 슌스케 지음 | 김경원 옮김 | 15,000원 eBook 구매 가능

한승섭 박사의 **전립선 치료 10일의 기적** 한승섭 · 한혁규 지음 | 15,000원

혈액을 맑게 하는 지압 동의보감 세리자와 가츠스케 지음 | 김창환 · 김용석 편역 | 25,000원

암 치유 면역력의 놀라운 힘 장석원 지음 | 15,000원 eBook 구매 가능

우리가 몰랐던 **백년 건강 동의보감** 한승섭 · 한혁규 지음 | 16,000원 eBook 구매 가능

우리가 몰랐던 **장**이 좋아지는 **1분 면역력**의 놀라운 건강습관 고바야시 히로유키 지음 | 박선무 감수 | 15,000원

우리가 몰랐던 **암 치료하는 면역 습관** 기준성 · 모리시타 게이이치 지음 | 16,000원

약, 먹으면 안 된다 후나세 슌스케 지음 | 강봉수 옮김 | 18,000원

근육의 신비 제리 웨버 지음 | 서강익 옮김 | 16,500원

스스로 **암 치유**하는 **몸** 아보 도오루 · 기준성 · 후나세 슌스케 지음 | 고선윤 옮김 | 15,000원

심장병 제대로 알면 **건강**이 보인다 이종구 지음 | 올컬러 | 16,900원 eBook 구매 가능

암을 이기는 **면역요법** 아보 도오루 지음 | 이균배 옮김 | 김태식 추천 | 16,800원

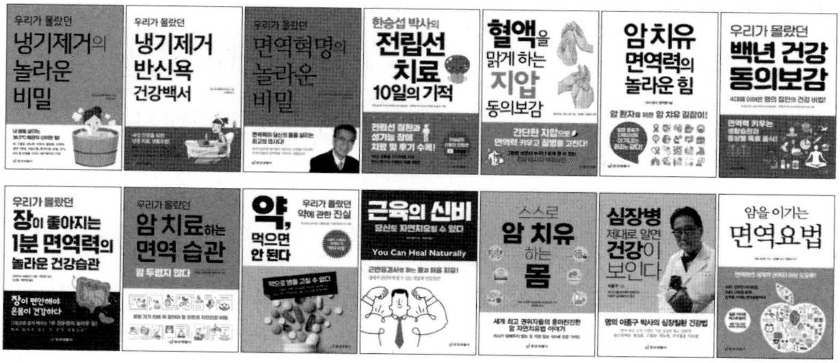

중앙생활사 Joongang Life Publishing Co.
중앙경제평론사 | 중앙에듀북스 Joongang Economy Publishing Co./Joongang Edubooks Publishing Co.

중앙생활사는 건강한 생활, 행복한 삶을 일군다는 신념 아래 설립된 건강 · 실용서 전문 출판사로서
치열한 생존경쟁에 심신이 지친 현대인에게 건강과 생활의 지혜를 주는 책을 발간하고 있습니다.

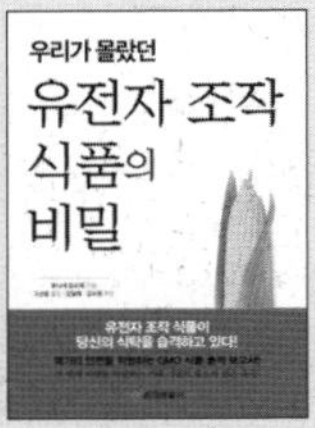

우리가 몰랐던 **유전자 조작 식품의 비밀**

초판 1쇄 발행 | 2020년 2월 25일
초판 3쇄 발행 | 2023년 8월 15일

지은이 | 후나세 슌스케(船瀨俊介)
옮긴이 | 고선윤(SunYun Ko)
펴낸이 | 최점옥(JeomOg Choi)
펴낸곳 | 중앙생활사(Joongang Life Publishing Co.)

대　표 | 김용주
편　집 | 한옥수 · 백재운 · 용한솔
디자인 | 박근영
인터넷 | 김회승

출력 | 삼신문화　종이 | 에이엔페이퍼　인쇄 | 삼신문화　제본 | 은정제책사

잘못된 책은 구입한 서점에서 교환해드립니다.
가격은 표지 뒷면에 있습니다.

ISBN 978-89-6141-248-3(03510)

원서명 | 「モンスター食品」が世界を食いつくす!

등록 | 1999년 1월 16일 제2-2730호
주소 | ㉾04590 서울시 중구 다산로20길 5(신당4동 340-128) 중앙빌딩
전화 | (02)2253-4463(代)　팩스 | (02)2253-7988
홈페이지 | www.japub.co.kr　블로그 | http://blog.naver.com/japub
네이버 스마트스토어 | https://smartstore.naver.com/jaub　이메일 | japub@naver.com
♣ 중앙생활사는 중앙경제평론사 · 중앙에듀북스와 자매회사입니다.

※ 이 책은《몬스터 식품의 숨겨진 비밀》을 독자들의 요구에 맞춰 새롭게 출간하였습니다.

※ 이 도서의 국립중앙도서관 출판시도서목록(CIP)은 서지정보유통지원시스템 홈페이지(http://seoji.nl.go.kr)와
국가자료공동목록시스템(http://www.nl.go.kr/kolisnet)에서 이용하실 수 있습니다.(CIP제어번호:CIP2020004094)